Comment Réussir sa vie

Toute représentation ou reproduction, intégrale ou partielle, faite sans consentement est illicite.

Cette représentation ou reproduction illicite, par quelque procédé qui constituerait une contrefaçon sanctionnée par les articles et code Pénal.

Tout droits réservés. Aucune reproduction, même partielle y compris photocopies, microfilm, enregistrement, scanners, stockage sur ordre n'est légale sans autorisation.

© 2008, PILLAY marie elda
Impression : books on demand, Norderstedt, Allemagne
ISBN 978-2-917462-01-0
Dépôt légal : juillet 2008-07-1-0

SOMMAIRE

Mot de l'auteur..3-4

Les sept principes..5-9

Pour qu'un mariage fonctionne
Questionnaire sur le couple..............................10-16

Réussir sa vie de couple..................................17-18

La définition du bonheur.................................19-20

Changer de travail..21-22

Gagner de l'argent..23-24

Les clés du succès..25

Vie de couple..26-27
Comment la réussir ?

Les 7 lois spirituelles du succès.......................28-30

Les conflits dans les relations..........................31-48
De couple

Comment réussir sa vie....................................49-50

Changer de vie..51-53

Réussite, Réussir ou Succès...............................54-55

Questionnaire du succès..................................56-57

Estime de soi...58-59

Les secrets du succès et
De la paix intérieur..60-62

L'art de bien se disputer...................................63-64

Vivre avec son ordinateur……………………………………65-70

37 secrets pour réussir dans la vie…………………….71-76

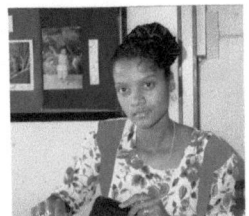

Mot de l'auteur

Ce livre a été écrit pour toutes personnes qui veulent réussir Leur vie, la vie couple, leur carrière, le travail et changer de vie etc……..
Je suis une femme de 34 ans et j'habite à la REUNION à Saint pierre, mon but c'est d'aider le maximum de personnes dans la vie. Je me suis mariée à l'âge de 17 ans et demi et j'ai 18 années de vie commune avec mon mari. Nous avons quatre enfants, 2 filles et 2 garçons. J'ai pu avoir des hauts et bas dans la vie, pour moi ce n'était pas toujours la joie. J'ai du passé dans des moments difficile et insupportable que d'autre à ma place baissera les bras très vite. Mais, je suis une personne forte, patiente, courageuse, gentille, compréhensive, qui aime

aider son prochain, mais a du caractère et ne se laisse pas faire. Avec tous ces problèmes, que j'ai pu avoir au cour de ma vie, je n'ai pas baissé les bras au contraire, j'ai tout fait pour que ça marche dans la vie, dans mon travail, et dans mon couple.

Aujourd'hui, avec mon mari et mes quatre enfants j'exerce mon activité à domicile avec ma famille, je suis une distributrice Indépendante d' Herbalife et aussi écrivain. J'aime écrire, faire de la recherche, être à l'écoute des gens etc. Et je m'en sors très bien et je suis très heureuse.

Pour plusieurs, réussir sa vie c'est être riche, puissant, célèbre et pouvoir dépenser sans compter.

Vous verrez que réussir sa vie n'est pas si difficile, vous saurez faire face aux défis que chacun doit relever quotidiennement et notamment comment préserver votre capital santé, mener une existence et créativité que ce soit sur le plan personnel ou professionnel.

Si j'ai pu réussir dans ma vie, pourquoi pas vous !

PILLAY marie elda

Les sept principes pour qu'un mariage fonctionne

Les chances qu'un premier mariage se termine par un divorce sur une période de 45 ans sont selon ces auteurs de 67% !

Les mariages heureux sont basés sur une amitié profonde, un respect mutuel et la capacité de prendre plaisir dans la compagnie l'un de l'autre.

Suite à des recherches et des programmes d'aides dont des milliers de personnes ont bénéficié, j'ai identifié les facteurs qui leur permettent de prédire le divorce ainsi que sept principes pour qu'un mariage fonctionne.

Prédire le divorce :

1. Les discussions commencent abruptement par des commentaires négatifs, sarcastiques et des accusations.
2. On note 4 types d'interactions négatives

    a) La critique globale d'éléments de la personnalité de l'autre
    b) Des sarcasmes, du mépris, du cynisme et du dégoût
    c) Une attitude défensive blâmant l'autre
    d) La fermeture et le désengagement

3. Un des membres du couple est submergé par l'intensité de ses émotions.
4. Un des membres du couple ressent une détresse physique face aux conflits (rythme cardiaque accéléré, secrétions d'adrénaline, pression artérielle élevée) empêchant une résolution de problème créative.

5. Il y a échec et un rejet des efforts de réparation (excuses, offre de réparer une erreur, effort pour reprendre contact).
6. Un des partenaires entretient des souvenirs sélectifs négatifs et des pensées négatives au sujet du mariage (revoit les mauvais moments où réinterprète le passé en terme négatif).

Les sept principes pour que le mariage fonctionne :

1. Apprenez à connaître votre partenaire

Ses plaisirs, ses préférences, ce qui l'irrite, ses peurs, ses sources de stress, ses buts, ses préoccupations, ses espoirs, ses désirs, ses croyances, ses peurs.

2. Alimentez votre appréciation et votre admiration.

Rappelez vous ce que vous admirez
Chez l'autre, ce que vous trouvez
   Intéressant' ce que qui vous
   Manquerait s'il n'était pas là' ce que
   Vous appréciez' ce dont vous êtes
   Fier. Exprimez-le. Célébrez-le.

3. Passez du temps ensemble.

Demeurez connectés. Discussions, activités, tâche, loisir, plaisirs, être Serviable.

Une conversation anti-stress :

- Chacun son tour
- Ne donnez pas de conseils non sollicités.
- Démontrez un intérêt véritable.
- Communiquez votre compréhension.

- Prenez partie pour votre partenaire (dans un premier temps, quitte à nuancer votre position plus tard).
- Exprimez votre appartenance à une équipe <<Nous contre les autres >>
- Exprimez de l'affection.
- Validez les émotions ; elles me touchent ; elles sont importantes pour moi ; je suis intéressé à bien les comprendre ; je m'intéresse à toi.

4. laissez votre partenaire vous influencer

Il importe de communiquer à son partenaire qu'on le respecte. Le partage du pouvoir est un élément important de la satisfaction conjugale. Votre partenaire peut vous appendre comment il souhaite être aimé. Il vaut mieux se tenir régulièrement au courant de l'opinion de son partenaire. Recherchez la demande raisonnable qui se
Cache dans la position de votre partenaire.

5. Résolvez les problèmes que vous pouvez résoudre.

Prenez soin de commencer la conversation en douceur. Les discussions finissent souvent sur le même ton qu'elles ont commencé. Donnez la chance à votre partenaire de réparer ses erreurs. Collaborez avec ses efforts pour remettre sur la bonne voie la conversation qui s'égare dans des zones dangereuses. Retrouvez un état physique confortable avant d'entreprendre les discussions importantes. Recherchez des compromis et faites preuve de tolérance envers vos erreurs mutuelles.

- Prenez soin d'écouter, argumenter sans comprendre n'est pas efficace.
- Exprimez ce que vous vivez sans blâmer.
- Parlez de vous.
- Décrivez les faits.
- Soyez clair
- Soyez poli
- Exprimez ce que vous appréciez
- N'accumulez pas les frustrations.

Demandez vous :

- Comment peut on comprendre cette situation ?
- Sur quoi vous entendez vous ?
- Quels sont présentent vos sentiments communs et les sentiments les plus importants ?
- Quels buts communs pouvez vous avoir présentement ?
- Comment croyons nous que ces buts devraient être atteints ?

Rappelez vous que pour construire ensemble votre projet de couple, l'important n'est pas de savoir si, en terme absolu, ce que vous faites est statistiquement justifié.
Ce qui importe, c'est votre perception subjective et votre jugement personnel.
Est-ce satisfaisant pour chacun d'entre vous ? Chaque couple arrive à des ententes différentes.
L'important, c'est que chaque membre du couple considère que l'équilibre atteint est satisfaisant.

6. Sortez des impasses au sujet des problèmes impossibles à résoudre.

La majorité des conflits conjugaux (69%) sont chroniques (la fréquence des relations sexuelles, le partage des tâche, l'éducation religieuse des enfants, l'attitude éducative envers les enfants). Vous n'avez pas à régler ces conflits pour être heureux en mariage. En choisissant un partenaire, vous choisissez une série de problèmes insolubles avec lesquels vous allez devoir vous débrouiller pour les dix, vingt ou cinquante années. Vous pouvez vivre avec ces problèmes.

Recherchez les rêves personnels significatifs derrière ces impasses et intéressez- vous y. Vous rêvez de choses différentes. Le rêve de votre partenaire doit être exprimés et reconnu. (La liberté, la paix, l'unité avec la nature, explorer qui je suis, l'aventure, un cheminement spirituel, la justice, l'honneur,

La continuité avec son passé, se guérir, connaître sa famille, devenir ce que je peux être, le sentiment de puissance, vieillir, explorer sa créativité, la compétence, le importe, explorer l'activité physique, voyager, compétition et gagner, le calme, l'harmonie, construire ce qui importe, faire une deuil)

Ne cherchez pas à résoudre un problème insoluble. Essayez simplement de comprendre pourquoi chacun de vous a des sentiments aussi forts à son sujet. Vous souhaitez tout deux qu'il ne soit plus une source de douleur. Acceptez les différences. Faite la paix avec les problème insolubles.

7. Partagez des moments significatifs.

Créez des occasions pour parler honnêtement de vos sentiments et de vos convictions. (Arrivée et départ, salutations, heures des repas, fête, coucher, fins de semaine, anniversaires, vacances, maladie).

La majorité es gens recherchent dans la vie de couple des interactions fréquentes et non conflictuelles dans un contexte relationnel marqué par l'échange et le support mutuel.

Questionnaire sur le couple

Croissance personnelle

La recherche, l'établissement, le maintien et l'approfondissement d'une relation intime et stable avec un partenaire occupent une place de toute première importante dans la vie de la majorité des personnes, celles des infirmières comme celle des autres.

Prenez le temps de faire le point sur votre situation ! Il est fortement recommandé de répondre honnêtement au questionnaire et de prendre le temps voulu pour vous permettre de vivre vos émotions.

Bien définir un problème, c'est déjà avoir une meilleure emprise sur lui. Les règles interactionnelles perdent de leur pouvoir et de leur rigidité une fois mises à jour, car elles peuvent être remises en question.

Votre partenaire est invité à y répondre de son côté. Ensuite procédez à une mise en commun des réponses et à partage de vos réactions.

Il n'y a pas de bonnes réponses, chacun a droit à ses propres perceptions. Chacun est l'expert de son vécu, de son monde émotif.

1. Formation du couple

- Comment vous êtes vous rencontrés la première fois ?
- Qu'est ce qui vous avait attirés à ce moment là ?
- Qu'est ce qui vous plaisait ?
- Parmi toutes les personnes autour de vous, qu'est ce qui vous a amené à épouser (ou à vivre avec) cette personne ?
- Qu'est ce que vous aimez précisément en elle ?

L'expression des premiers liens évoque habituellement un rapprochement du couple et donne de l'information sur les besoins mutuels qui ont amené la création du couple. Certains personnes répondent difficilement à ces questions, se contentent de dire "je l'aimais". Il est important de spécifier ce que vous aimiez précisément.

Exemple : Quel trait physique ? Quelle qualité ? Quel défaut mignon ? Quels comportements ?

Une fois que chacun s'est exprimé, il est pertinent de vous demander : Est-ce toujours présent ?

Il n'est pas rare de voir des couples se détester pour les raisons qui les ont amenés à se choisir.
Exemple : l'époque qui était si vivante et pleine d'énergie est perçue comme une énervé insupportable. L'époux qui était si sûr de lui et qui avait toujours l'air de savoir où il allait est perçu comme un dictateur qui croit avoir toujours raison.

2. Souhaits

- Comment souhaiteriez vous que les choses se passent entre vous ?
- Qu4est ce que vous aimeriez vivre dans votre couple ?

L'expression des souhaits plutôt que des insatisfactions suscite l'espoir et évite les propos blessants. Cela crée un projet commun autour duquel les partenaires peuvent se réunir. Cela indique clairement au partenaire les comportements souhaités. Au lieu de dire ce qu'il ne doit pas faire, le laisser deviner ce qu'il lui faut faire.

Exemple : Ne pas dire : Cesse de regarder tout le temps la télévision.
Dire : J'aimerais que tu parles plus souvent avec moi.

Certaines personnes ignorent ce qu'elles veulent, n'ayant conscience que de ce qui fait mal. Il devient alors utile de cerner l'insatisfaction et de les orienter vers une demande positive de changement.

3. Situation actuelle

- A quoi cela ressemble de vivre dans votre couple ?
- Qu'est ce qui fait que vous est toujours ensemble après X ?
- Quels sont les besoins insatisfaits ?

4. Symbole

Comment décririez vous votre couple ? Avez-vous des images à ce sujet ? Si votre couple était une route, quel genre de route serait il ? Quel genre de maison serait il ? Quel genre de véhicule ? Quel autre symbole pourrait représenter votre couple ?

Pour certaines personnes, l'expression symbolique permet d'exprimer et de découvrir plus profondément leur vécu comme couple.

Exemple : une maison fermée, isolée de l'entourage, un hôpital, une autoroute droit où on file à toute vitesse, une route où il y a plein de courbes et de montagnes, une paire de pantoufles confortables.

5. Insatisfaction

Si vous aviez une baguette magique, qu'est ce que vous changeriez dans votre couple ? Qu'est ce qui fait mal ? Quelles attentes parmi celles que vous aviez au moment de la formation du couple n'ont pas été satisfaites ?

6. Avenir

Comment imaginez vous votre vie de couple dans un, cinq ou dix ans ? Comment vous voyez vous dans un, cinq ou dix ans ?

7. Règles régissant les émotions

Qu'est ce que vous faites avec la peine dans votre couple ? Qu'est ce que vous faites lorsque vous en avez ? Comment réagit votre partenaire ? Qu'est ce qu'il fait lorsqu'il a de la peine ? Comment réagissez vous ?
On peut poser les mêmes questions en remplaçant la peine par la colère ou la joie.
Est il permis d'exprimer ouvertement ses émotions dans votre couple ? Est ce permis également pour chacun des partenaires ?
Ces questions permettent de mettre en évidence ce qui peut être vécu implicitement quant à l'expression des émotions.

8. Expression de la satisfaction

Savez vous si l'autre apprécie votre présence ou ce que vous faites ? Comment le fait il savoir ? Comment le faites vous savoir ? Devez vous le demander ? Doit il le demander ? Comment réagissez vous lorsque l'autre vous félicite ? Cela vous arrive-il de le féliciter ?

9. Négociation

Qu'est ce qui se passe lorsque vous n'êtes pas d'accord ? Comment cela se termine t-il habituellement ? Vous arrive t-il de vous disputer ? Comment cela commence t-il ? Comment cela se termine t-il ?

10. différenciation

En quoi êtes vous semblables ? (Goûts, besoins, formation, intérêts, etc) En quoi êtes vous différents ? Avez-vous du temps juste pour vous (individuellement) ?

11. Vie sociale

Sortez vous ? Avez-vous des amis personnels ? Tous ceux que vous voyez sont ils des amis du couple ? Quel rapport avez-vous avec la famille (la vôtre et celle du conjoint) ? Avez-vous suffisamment de temps pour être ensemble en tête à tête ?

12. Image de soi

Que pensez vous de vous comme partenaire ? Pourquoi votre partenaire vit il avec vous ? Qu'est ce qu'il (elle) aime précisément en vous ? Pourriez vous vivre seul € ? Pourriez vous vous trouver un autre partenaire si vous le souhaitiez ? Cela vaudrait il la peine de vivre seulement pour vous ?

13. Rôles

La plupart du temps :

- Qui est responsable des repas ? Comment cela se décide t-il ?
- Qui est responsable de réparer (ou de faire réparer) l'auto, la maison, les meubles, les appareils électriques ?
- Qui achète les vêtements ?
- Qui s'occupe des finances (budget, impôt) ?
- Qui s'occupe des ordures ménagères ?
- Qui nettoie et range la maison ?
- Qui organise le temps libre, suggère ou choisit les sorties et les activités ?
- Qui s'occupe de l'éducation des enfants ?
- Qui initie les conversations ?
- Qui initie les rapprochements après une dispute ? Comment fait-il (elle) ?
- Qui initie habituellement les relations sexuelles ? Comment fait il (elle) ?
- Qui console l'autre habituellement ?
- Qui critique l'autre habituellement ?

Y a t-il des changements souhaitables dans ces rôles ?

14. Exploration des tabous

Comment réagiriez vous si votre partenaire :

- Vous frappiez une seule fois ?
- Avait une relation sexuelle avec une autre personne ?
- Aimait une autre personne ?
- Vous quittiez ?
- Buvait à l'excès ?

Comment vous sentez vous présentement lorsque vous pensez à chacune de ces situations ?

15. Implication

Qu'est ce que vous êtes prêt à faire pour que cela aille mieux dans votre couple ?

16. Reproches hypothétiques

Si vous étiez fâché contre votre partenaire, cela serait à quel sujet ? Qu'est ce que les autres, à votre place, reprocheraient à votre partenaire ?

Certaines personnes en viennent à ne plus ressentir la révolte ou la colère et se désensibilisent pour lieux supporter l'insupportable. Une réflexion sur ce qui pourrait vous fâcher et une prise de distance à travers le regard d'un autre peut faciliter une remise en question.

17. Secrets

Quels sont les secrets que vous ne voudriez pas que votre partenaire sache ? Comment réagirait il s'il les apprenait ? Qu'est ce que cela vous ferait de le voir réagir ainsi ? Quel effet cela a-t-il sur votre relation que de garder ce secret ?

Une réflexion seule sur ce thème permet à la personne de découvrir les craintes catastrophiques, et possiblement irréalistes, qu'elle entretient au sujet de son secret. Elle peut également découvrir le prix qu'elle paie ce secret (éloignement émotionnel). Notons enfin que plusieurs personnes conservent des secrets sous prétexte de protéger l'autre, alors qu'en réalité, elles se protègent elles mêmes.

Qu'est ce que je pourrais avoir à lui dire que je n'ose pas lui dire où que je n'ai pas eu l'occasion de lui dire ?

Une fois le secret bien identifié, la personne a déjà plus d'emprise sur lui. Le choix de ce qu'elle souhaite faire à ce sujet lui revient.

Réussir sa vie de couple

L'aventure amoureuse est un défi merveilleux mais parfois angoissant. Voici une réflexion pratique pour les personnes qui vivent ou se préparent à vivre avec l'être aimé. En explorant leur vie de couple, elles apprendront à miser sur leurs forces, à améliorer le présent, à mieux vivre leurs émotions, à communiquer plus efficacement. Ce guide les aidera à faire en sorte que l'amour et la passion survivent aux contraintes du quotidien et se solidifient avec le temps.

1. Définissez votre projet de couple.

Etablissez un projet de couple commun afin de vous assurer que vous ramez dans la même direction.

2. Mettez y du temps.

Réservez du temps et de l'énergie en priorité pour votre couple plutôt que de n'y consacrer que le temps qu'il vous reste.

3. Réglez les problèmes.

Développez une façon efficace de régler les problèmes au fur et à mesure plutôt que de les laisser s'accumuler, d'attaquer l'autre ou de vouloir avoir le dessus à tout prix.

4. Faites place aux émotions.

Exprimez vos émotions et écoutez celles de l'autre plutôt que de laisser s'accumuler la tension émotionnelle sans savoir exactement ce qui se passe.

5. Apprenez vous mutuellement à vous aimer.

Exprimez clairement comment vous souhaitez être aimé et intéressez vous à comment votre partenaire souhaite être aimé.

6. Recherchez la satisfaction des deux conjoints.

Visez à ce que les besoins de chacun soient satisfaits et réjouissez vous du plaisir de l'autre.

7. Soyez dans la même équipe

Considérez votre bagage émotionnel et vos histoires personnelles comme une partie de la réalité dont vous aurez tous deux à tenir compte plutôt que comme des armes que vous pourriez utiliser pour vous attaquer mutuellement.

8. Soyez vous-mêmes.

Développez votre propre identité, votre personnalité, et conservez un espace personnel suffisant plutôt que de perdre les caractéristiques qui vous ont amenés à vous choisir mutuellement.

9. Exprimez vous clairement et directement.

Dites les bonnes choses aux bonnes personnes, avec la bonne intensité plutôt que d'endurer ce qui n'est pas endurable, ou plutôt que de dépenser les problèmes du travail à la maison.

10. Engagez vous l'un envers l'autre.

Dirigez votre énergie sexuelle vers votre partenaire plutôt que de vous laissez aller à flirter ou à fantasmer au sujet de personnes de votre entourage.

La définition du bonheur

Voici la définition du bonheur :

"Le vrai bonheur consiste à rendre les autres heureux"

Ainsi soyez autant que possible une personne aimable, gentille, généreuse et aimante. En partageant le moindre bonheur que vous vivez avec les autres, vous multiplierez le bonheur qui se manifestera dans votre vie.

Pour être heureux, vous pouvez aussi suivre les conseils suivants :

- Ayez suffisamment d'objectifs pour obtenir certaines satisfactions.
- Ayez suffisamment de travail pour en vivre.
- Ayez suffisamment de biens pour pourvoir à vos besoins de base.
- Ayez suffisamment d'affection pour pouvoir aimer un certain nombre de personnes mais n'en aimer très fort que quelques unes.
- Ayez suffisamment de respect personnel pour s'aimer soi-même.
- Ayez suffisamment d'esprit charitable pour donner aux démunis.
- Ayez suffisamment de courage pour faire face aux difficultés.
- Ayez suffisamment de créativité pour résoudre les problèmes.
- Ayez suffisamment d'humour d'espoir pour s'attendre à des lendemains intéressants.
- Ayez suffisamment d'humour pour rire à volonté.

- Ayez suffisamment de gratitude pour apprécier ce que vous avez.
- Ayez suffisamment de santé pour aimer pleinement la vie.
- Apprenez à vivre et à être heureux un jour à la fois. vous maîtriserez ainsi l'art d'être toujours heureux.
- N'oubliez pas que où que vous alliez et quoi que vous fassiez, vous ne pourrez échapper à vous-même.
- Vous êtes la source de votre bonheur, votre vraie richesse est la capacité de penser de façon créative et spirituelle.

Enfin n'oubliez pas que l'argent ne fait pas le bonheur.
Voici les choses inestimables que l'argent ne peut acheter :

- La santé
- L'indépendance
- Des amis de qualité
- La satisfaction
- Le respect des autres
- La réputation
- L'honorabilité
- Une attitude enjouée
- La longévité
- La créativité personnelle
- Vos réalisations
- Une famille aimante
- L'intégrité
- La tranquillité d'esprit
- Le sens de l'humour
- La jugeote populaire
- La patience
- La compassion
- La santé mentale
- La cordialité
- L'humilité
- Le charme
- L'estime de soi
- La réalisation spirituelle

- La gratitude
- La communion d'idées
- La capacité de gérer l'argent
- La générosité
- La noblesse d'esprit
- La forme physique
- Le temps

Changer de travail

" Changer de travail avant que le travail ne vous change"
La vie n'est pas faite que pour travailler surtout si celui-ci ne vous permet simplement que de gagner votre vie au détriment de votre équilibre.

Pour moi, les signes suivants sont autant d'invitations à changer votre vie au plus vite.

1. Vous prenez plus que votre part de jours de repos pour cause de migraines, tensions nerveuses et autres mots imputables au stress.
2. Vous allez à votre travail à reculons presque tous les matins.
3. Vous courez la campagne par -15°C alors que vous exercez un travail de bureau.
4. Vous n'aimez pas votre travail parce qu'il ne vous permet pas d'exprimer votre créativité.
5. Pour vous, l'intérêt principal de votre travail c'est de fournir 15 ans d'activité avant de percevoir une retraite confortable.
6. Vous passez les premières heures de votre travail à lire les colonnes les plus austères de votre journal.
7. Vous êtes marié à votre profession qui ne laisse aucune place à la détente.
8. Vous n'arrivez pas à vous rappeler la dernière fois que votre travail vous a paru excitant.
9. Vous avez du mal à justifier votre mode de vie.
10. Votre travail vous mine à cause des problèmes de stress et d'insomnie qu'il entraîne sans vous laisser le temps de récupérer.
11. Vous passez plus de la moitié de votre journée de travail à rêvasser.

12. Vous essayez sans succès de vous convaincre et de convaincre les autres que votre travail est passionnant.
13. Vous ne faîtes rien d'autre que suivre le mouvement.
14. Vous avez du mal à vous concentrer et à produire de nouvelles idées ou solutions dans la conduite de vos projets.
15. Vous volez votre employeur et vous tentez de vous justifier.
16. Ce qui rendait votre travail acceptable hier, vous met en colère aujourd'hui.
17. Lorsque vous pensez à votre bureau, cela vous déprime.
18. Vous ne parvenez plus à vous impliquer dans votre travail.
19. Vous regrattez votre vie d'étudiant alors qu'à l'époque vous n'étiez pas particulièrement heureux.
20. Dès 17h00, le dimanche, vous vous sentez stressé à l'idée de reprendre le travail le lendemain.
21. Vous ne trouvez rien à dire au sujet de votre entreprise, bien qu'elle ait été classée parmi les plus performantes.

Gagner de l'argent

Pour gagner de l'argent plus ou moins rapidement, il convient d'abord de se poser cette question.

"Dès maintenant et avec les moyens dont je dispose comment pourrais je gagner plus d'argent ?"

Je vous propose de vous livrer la réponse et vous verrez qu'elle est très simple.

Comment gagner de l'argent (ou plus d'argent) ?

Il suffit simplement de respecter les principes qui suivent et qui sont universels.

1. Pensez à vous payer avant tout autre chose.
2. Contrôlez vos dépenses
3. Faites fructifier votre argent.
4. Assurez la sécurité de votre capital.
5. Faites de votre propriété un investissement rentable.
6. Assurez vous un revenu pour l'avenir.
7. Augmentez votre habileté à acquérir des biens.

Dans le livre "l'homme le plus riche de Babylone", George S. Calson transmet les lois de l'or. Elles vous aideront à mettre en application les principes cités plus haut.

1. L'or vient volontiers en quantité toujours plus importantes à celui qui met de côté non moins d'un dixième de ces gains en prévision de son avenir et celui de sa famille.

2. L'or travaille diligemment et de façon rentable pour le sage possesseur qui lui trouve une utilisation profitable se multipliant même comme des troupeaux dans les champs.

3. L'or demeure sous la protection de son possesseur prudent qui l'investit selon les conseils des hommes sages.

4. L'or échappe à l'homme qui investit sans but dans des entreprises avec lesquelles il n'est familier ou bien qui ne sont pas approuvées par ceux qui s'y connaissent dans la façon d'utiliser l'or.

5. L'or fuit l'homme qui le forcerait dans d'impossibles gains, qui suivrait le conseil séduisant des fraudeurs et des trompeurs ou qui se fierait à sa propre inexpérience ou à ses désirs romantiques d'investissement.

Pour résumer vous n'avez qu'à suivre mes recommandations :

Débrouilliez vous pour dépenser moins d'argent que vous n'en gagnez, ou si cela ne marche pas, gagner plus d'argent que vous n'en dépensez."

Les clés du succès

Pour Napoléon Hill, le grand motivateur américain, il existe 17 clés du succès. Pour atteindre la réussite, il est ainsi nécessaire de respecter les principes suivants :

1. Acquérir la fermeté de propos.
2. Créer un cerveau collectif.
3. Se constituer une personnalité attrayante.
4. Savoir appliquer sa foi
5. Consentir l'effort supplémentaire
6. Faire preuve d'initiative personnelle
7. Acquérir une attitude mentale positive
8. Maîtriser son enthousiasme
9. Se donner une discipline personnelle
10. Acquérir une pensée précise
11. Contrôler son attention
12. Inspirer le travail d'équipe
13. Tirer parti des épreuves et de la défaite
14. Cultiver une vision créatrice
15. Conserver une bonne santé
16. Budgétiser son temps et son argent
17. Tirer parti de la force cosmique (les lois immuables de la Nature)

Vie de couple
Comment la réussir ?

Vivre en couple, c'est d'abord accepter de partager tout ou partie de sa vie avec une autre personne. Le couple est un partenariat de vie sexuelle, financière, affective, familiale.

Les couples qui durent sont à l'image des personnes qui le forment. Ces êtres ont suffisamment d'estime de soi pour ne pas sacrifier leur liberté au profit de l'autre. Partager des moments à deux est d'abord un choix et non un besoin. Aucun des partenaires n'a réellement besoin de l'autre pour exister.

La plupart des couples sont bien différents.

Dans ce cas, chacun des partenaires cherche chez l'autre de quoi combler son vide intérieur. Il n'y a pas d'amour mais de l'exploitation. L'homme exploite la femme, la femme exploite l'homme. Au final les deux finissent par être malheureuse faute de trouver chez l'autre de quoi combler leurs manques.

La survie de ce type de couple nécessite que certaines conditions soient remplies.

L'homme doit :

- être performant sexuellement
- doit pouvoir assurer la survie matérielle du foyer
- être sociable, avoir de nombreux amis, aimer les sorties
- aimer prendre de soin de son corps

La femme, quand à elle, doit être :

- attirante sexuellement
- bonne génitrice
- distinguée en société
- économe
- bonne cuisinière
- débrouillarde

Lorsque trop de ces conditions ne sont pas satisfaites, le couple se fragilise.

- Si les deux partenaires sont suffisamment courageux, il éclate, chacun se retrouve libre de vivre sa vie à sa façon.
- Souvent en revanche, pour préserver des intérêts communs ou par lâcheté (peur de la solitude du célibataire), les deux partenaires restent ensemble moyennant quelques aménagements.

La plupart du temps, la femme finit en effet par prendre un amant.
Les hommes s'en plaignent une fois qu'ils le découvrent.
Pourtant il existe des moyens simples et efficaces pour remédier à cette situation dont ils sont entièrement responsables.

Les 7 lois spirituelles du succès

Nous devons ces lois simples au Docteur Deepak Chopra.
Voici comment les mettre en pratique avec profit :

1ère Loi : Loi de Pure Potentialité

1ère Loi se met en œuvre en prenant les décisions suivantes :

- Prendre l'habitude de méditer seul au moins deux fois par jour pendant 30 minutes à chaque fois.
- Prendre le temps chaque jour de communiquer avec la Nature et de témoigner silencieusement de l'intelligence présence en toute chose vivante.
- Pratiquer le non jugement. Commencer la journée par cette résolution :" Aujourd'hui, je ne jugerai rien de ce qui arrivera "et s'y tenir.

2ème Loi : Loi du Don

Cette Loi se met en œuvre en prenant les décisions suivantes :

- Prendre l'habitude de donner quelque chose à toutes les personnes que l'on rencontre. Ce peut être un don matériel (objet, argent) ou spirituel (sourire, prière).
- Accepter avec gratitude tous les dons que l'on reçoit. Il peut s'agir de ceux de la Nature (lumière du soleil, chant des oiseaux, pluie d'automne) mais aussi des présents que d'autres personnes nous offrent, que ceux-ci

aient une forme matérielle comme l'argent ou spirituelle comme un compliment ou une prière.
- Prendre l'habitude de protéger la circulation de la richesse dans sa vie en donnant et en recevant les biens les plus précieux de l'existence : l'attention, l'affection, le respect et l'amour.

3ème Loi : Loi du Karma ou Loi de cause à effet

Cette Loi se met en œuvre en prenant les décisions suivantes :

- Prendre l'habitude d'être témoin de ses choix. Le meilleur moyen de préparer le futur est en effet d'être totalement conscient du présent.
- Chaque fois que l'on doit prendre une décision se poser les deux questions suivantes : Quelles sont se poser les deux questions suivantes : Quelles sont les conséquences du choix que je suis en train de faire ? et apportera t-il satisfaction et bonheur à moi-même comme à tous ceux qui en seront affectés ?
- Ecouter les réactions de son corps. Si le choix que l'on s'apprête à faire apporte du confort alors on pourra s'y abandonner. Dans le cas contraire, il est nécessaire de réexaminer les conséquences de son action.

4ème Loi : Loi Moindre Effort

Cette Loi se met en œuvre en prenant les décisions suivantes :

- Pratiquer l'abandon, prendre l'habitude d'accepter les personnes, les évènements, les circonstances et les situations comme elles se présentent. Accepter les choses comme elles sont et non comme nous voudrions qu'elles soient.
- Assumer la responsabilité de notre situation en face de tous les évènements que nous

considérons comme des problèmes. Ne blâmer personne, y compris nous-mêmes. Prendre conscience que tout problème constitue une opportunité déguisée.
- Abandonner notre besoin de défendre notre point de vue. Rester ouvert à tous les points de vue sans chercher à s'attacher à un d'entre eux.

5ème Loi : Loi de l'intention et du Désir

Cette Loi se met en œuvre en prenant les décisions suivantes :

- Etablir une liste de tous ses désirs et se remémorer régulièrement, notamment le soir avant de se coucher et le matin au réveil.
- Confier ses désirs à la matrice de la création. Prendre conscience que si les choses ne se présentent pas comme prévu, c'est qu'il y a une raison a cela.
- Prendre l'habitude de pratiquer la conscience du moment présent, accepter ce présent comme il vient et créer la manifestation du futur par son attention et ses désirs les plus profonds et les plus chers.

6ème Loi : Loi du détachement

Cette Loi se met en œuvre en prenant les décisions suivantes :

- Prendre l'habitude d'offrir à soi même comme à autrui la liberté d'être ce que l'on est. En ne cherchant pas à tout prix une solution à ses problèmes, on évitera de s'en créer d'autres. Participer à tout avec un engagement détaché.
- Accepter l'incertain parce que c'est le seul chemin vers la liberté.
- Prendre l'habitude d'entrer dans le champ de tous les possibles et anticiper le bonheur de rester ouvert à une infinité de choix.

7ème Loi : Loi du Dharma ou but de la vie

Cette Loi se met en œuvre en prenant les décisions suivantes :

- Prendre l'habitude de nourrir avec amour le ou la déesse qui vit au plus profond de son âme.
- Etablir une liste de ses talents particuliers, ce que l'on aime faire.
- Se poser chaque jour les deux questions suivantes : Comment puis-je aider ? Comment puis-je servir ?

Les conflits dans les relations de couple

L'importance des conflits

Il n'est apparemment pas facile de vivre une vie de couple satisfaisante pendant plusieurs années si l'on se fie au taux de divorce. Ce dernier se situe aux environs de 50% en Amérique du Nord, ce qui ne compte pas les couples qui deviennent insatisfaits ou malheureux et qui ne se séparent pas. Il s'est stabilisé si on considère l'ensemble de la population mais si on le calcule selon l'année de mariage, on observe que la probabilité continue d'augmenter pour les jeunes couples. Par exemple, le taux était de 30% pour les couples formés en 1950, de 50% pour ceux formés dans des années 70 et de 67% pour ceux formés dans les années 90. La moitié des divorces se produisent dans les sept premières années de mariage. Pour les deuxièmes mariages, il est de 10% plus élevé que pour les premiers.

Pourtant les recherches montrent que les gens sont généralement non seulement très satisfaits de leurs relations au début mais aussi engagés (contrairement à une croyance répandue) et optimistes par rapport à l'avenir de leur relation. Il leur est difficile de s'imaginer qu'elle pourrait se dégrader. Que se passe t-il pour que, quelques années plus tard, ils en soient rendus à penser à la séparation ?
Pourquoi n'ont-ils pas été capables de maintenir leur satisfaction et leur engagement ? Peut on identifier des

différences entre les couples qui réussissent à vivre heureux ensemble et ceux qui y échouent ? Y a t-il des facteurs qui sont prédicteurs du succès ou de l'échec des relations ? Depuis quelques années, les recherches qui posent cette dernière question sont particulièrement révélatrices.

Dans toutes mes recherches, plusieurs couples sont suivis pendant plusieurs années. Différentes caractéristiques de leur relation (ex : leurs modes de communication lors de divergences, leur niveau d'engagement, d'harmonie sexuelle,etc....) sont observées et mesurées. Après quelques années, alors que les couples peuvent se diviser en deux groupes, ceux qui se sont séparés ou se considèrent malheureux et ceux qui sont satisfaits de leur relation, on vérifie si l'appartenance à ces groupes est reliée aux caractéristiques observées au début de la recherche, plusieurs années auparavant. Aurait on pu prévoit quels couples allaient se séparer ?

Différentes équipes de chercheurs dont celles de Cléments et Markman (Cléments, 1997) et de Gottman (Gottman et Silver, 1999) ont constaté que certaines caractéristiques permettent en effet, avec une précision assez grande, de prodire les probabilités d'insatisfaction et de séparation. Résultat étonnant, ils ont constaté que les aspects positifs d'une relation qui débute tels que le niveau d'engagement, d'harmonie sexuelle, d'intimité, de satisfaction ne permettent pas de prédire les probabilités de succès d'une relation. Ce qui semble prédicteurs par contre, est la façon dont les couples réagissent aux divergences et aux conflits lorsqu'ils se présentent.

Pour tous couples, des différences et des conflits apparaissent inévitablement. Ils doivent décider où vivre, comment diviser les tâches, comment gérer l'argent, quelle carrière privilégier, comment répartir leur temps de loisir, personnel et avec la famille, etc....
Les différences dans les goûts, les besoins, les priorités et les idées entre les partenaires amènent des conflits d'intérêts souvent difficilement conciliables. Ce n'est pas le fait d'avoir des conflits qui sont prédicteurs d'échec, ni le nombre, ni les domaines de conflits. Les couples heureux après plusieurs

années ont aussi des sujets de mécontentement, des conflits non résolus et des discussions parfois pénibles. Mais chez les couples qui se retrouvent séparés ou insatisfaits, on observe beaucoup plus fréquemment certaines façons négatives de réagir aux conflits qui s'avèrent néfastes. Elles enclenchent une escalade où tout est interprété de façon de plus en plus négative. Les pensées et les sentiments négatifs envers l'autre deviennent envahissants au point que, dans le quotidien, les aspects positifs de la relation perdent du terrain. Il ne reste plus beaucoup d'amitié, c'est-à-dire de respect et de plaisir d'être ensemble.

L'échec des relations conjugales serait ainsi dû à l'érosion des aspects positifs exercée par les comportements négatifs. Selon plusieurs chercheurs, un acte négatif contrebalancerait plusieurs actes positifs (faire une activité ensemble, faire l'amour, etc....

C'est ce qui ferait que les aspects positifs qui ont amené les partenaires à être ensemble et qui alimentaient leur satisfaction dans les premiers temps ne permettent pas de prédire le succès de leur relation.

Nous verrons dans la première partie de ce dossier, quelles sont ces façons de réagir aux conflits qui sont si néfastes. Nous verrons également comment apparaissent et évoluent les conflits. Dans la deuxième partie, nous verrons, de quelles façons, selon des recherches récentes, les couples peuvent orienter leurs efforts pour préserver leur relation de l'érosion par les conflits. Il existe une multitude de modèles pour décrire et comprendre les relations de couple. Chacun éclaire et précise des facettes différentes.

PARTIE 1 : L'EROSION DE LA RELATION PAR LES CONFLITS

A-Les réactions néfastes aux conflits.

Suite à des recherches, où il a observé des centaines de couples pendant qu'ils discutent de leurs difficultés et les a suivi pendant plusieurs années, John Gottman peut, en observant les couples discuter de leurs difficultés pendant 5 minutes, prédire avec une précision de 91% quels couples sépareront dans les années suivantes.

Dans l'une de ses recherches, il demande à des couples de discuter pendant 15 minutes pour essayer de résoudre une divergence actuelle dans leur relation. Voyez cet exemple : Quand olivier soulève la question des travaux ménagers, Dara devient aussitôt sarcastique. "Où du manque de travaux ménagers", dit-elle. Olivier essaie d'alléger les choses en disant" Ou du livre que nous parlions d'écrire : Les hommes sont des porcs". Dara ne le trouve pas drôle. Ils discutent encore un moment des moyens de s'assurer qu'Olivier fasse sa part et Dara dit" J'aimerais que cela se révolve mais il ne semble pas que ça va être le cas. Je veux dire, j'ai essayé de faire des listes mais ça ne marche pas. J'ai essayé de te laisser faire ta part toi-même et rien n'a été fait pendant un mois". Maintenant, elle le blâme.

Les débuts de discussion acerbe

Quand une discussion commence ainsi de façon acerbe, avec de la critique ou du sarcasme, la plupart du temps, elle finit de la même façon qu'elle a commencé et la divergence n'est pas résolue même si, entre temps, il y a des efforts pour être gentil. Les statistiques montrent que dans 96% des cas, l'issue d'une conversation de 15 minutes peut être prédite à partir des trois premières minutes. Même si Dara parle d'une voix douce et tranquille, il y a beaucoup de négativité dans ses propos. Le problème n'est pas de se disputer et d'exprimer de la colère. Les couples qui vont bien peuvent aussi avoir des discussions émotives où la colère ressort mais leurs messages contiendront beaucoup plus rarement une critique ou un mépris de la personne. La considération et le respect sont fondamentalement présents.

Les recherches de Gottman ont révélé que les couples qui commençaient ainsi leurs discussions en laboratoire risquaient fort de se retrouver séparés dans les années suivantes. C'est qu'une telle façon de commencer les discussions enclenche un engrenage de négativité vraiment néfaste pour la relation.

La négativité

Gottman identifie quatre formes de négativité qui apparaissent habituellement dans cet ordre au cours de la relation : la critique, le mépris, la défensive et le mutisme.

La critique

Le mot critique est utilisé ici dans le sens d'une critique de la personne ou de caractéristiques de la personne, comme le tempérament ou les traits de personnalité. Une critique est différente d'une plainte ou d'un reproche concernant un (ou des) comportement(s). La critique est très courante dans les relations de couple et lorsqu'elle demeure occasionnelle, elle n'est pas le signe qu'un couple est en sérieuse difficulté. Lorsqu'elle devient fréquente et envahissante cependant, elle est réellement dommageable et ouvre la voie à d'autres formes de négativité qui sont plus destructrices pour la relation.

Les couples auront toujours des reproches à se faire l'un l'autre. Par exemple :" tu n'as pas mis l'essence dans l'auto comme c'était supposé, ça va me mettre en retard". Il y a une grande différence entre l'expression d'une plainte par rapport à certains comportements et une critique. Cette dernière est plus globale, elle comporte un jugement négatif sur la personne. Par exemple : "tu n'as pas mis l'essence dans la voiture. Tu ne penses jamais à rien". Elle implique un défaut, elle vise le caractère ou la personnalité du partenaire. Quand Dara dit" j'aimerais que ce problème se résolve mais il ne semble pas que ça va être le cas.". Elle exprime une plainte, mais quand elle dit " j'ai essayé de te laisser faire ta part par toi-même et rien n'a été fait pendant un mois", elle passe du côté de la critique. Elle implique que le problème est de sa faute. Même si c'était le cas, blâmer ne fera qu'empirer les choses.

Le mépris

Le pas entre la critique et le mépris peut être facilement franchi. Quand Olivier suggère qu'ils tiennent une liste de ses tâches sur le frigidaire pour l'aider à se rappeler, Dara se moque" crois tu que tu travailles vraiment bien avec des listes ?" Ensuite, Olivier lui dit qu'il a besoin de quinze minutes pour relaxer en arrivant du travail avant de commencer à faire des tâches." Comme ça, si je te laisse seul pendant quinze minutes, tu penses qu'ensuite tu vas être motivé à bondir et faire quelque chose ?" Lui demande t-elle," peut être nous n'avons jamais essayé, n'est ce pas ?" Dara ne saisit pas l'opportunité de s'adoucir mais poursuit plutôt avec sarcasme. "Tu es plutôt doué pour arriver à la maison et t'étendre ou disparaître dans la salle de bain." Et elle continue d'un ton de défi : Comme ça tu crois que c'est la solution qui règlera tout, de te donner 15 minutes ?" Le sarcasme et le cynisme sont des formes de mépris. Imaginez comment vous vous sentiriez de vous faire parler ainsi par Dara ! Evidemment les insultes, la moquerie, rouler des yeux, etc…. sont des formes de mépris. La belligérance (être belliqueux) qui implique une forme de colère agressive est aussi une forme de mépris.

Inévitablement le mépris mène à une amplification des conflits. Il ne vise pas à résoudre les différences mais à rabaisser la personne. Les conséquences sur les partenaires et la relation sont importantes.
Quand un mari manifeste régulièrement du mépris envers son épouse, celle-ci est davantage prédisposée à divers problèmes de santé, grippes et rhumes fréquents, infections urinaires, mycoses, ou troubles gastro-intestinaux. Et lorsque le visage d'une femme exprime le dégoût, cousin germain du mépris, quatre fois au moins dans une conversation d'un quart d'heure, c'est le signe que le couple risque fort de se séparer dans les quatre ans. D'ailleurs quatre ans après l'extrait de conversation rapporté plus haut, Dara et Olivier étaient au bord du divorce. Lorsqu'il est occasionnel toutefois, le mépris ne suffit pas à détruire un couple.

Le mépris est alimenté par les pensées négatives longuement entretenues au sujet du partenaire. La première fois que Dara et Olivier ont discuté des tâches ménagères, Dara ne devait pas être aussi irrespectueuse. Elle devait exprimer une plainte, par exemple : j'aimerais que tu m'aides plus pour le ménage. A mesure que le problème persistait, elle a commencé à faire des critiques plus globales" tu ne fais jamais ta part"et à lui attribuer des défauts, à le trouver paresseux et égoïste.

Maintenant qu'elle le considère ainsi, différents comportements d'Olivier seront vus à travers cette lorgnette. Elle aura moins tendance à prendre en considération les comportements d'Olivier qui lui permettaient de faire la part des choses et de nuancer son évaluation. Elle verra beaucoup plus facilement ce qui vient confirmer son idée.

Les pensées négatives sur l'autre sont plus probables lorsque les différences entre les conjoints ne sont pas comprises et acceptées. Si Dara voulait bien écouter Olivier, elle pourrait comprendre qu'il a une optique différente qui privilégie le bien être qui n'est pas si mauvaise bien que différente de la sienne. Elle pourrait d'ailleurs peut être se rappeler que c'est cette caractéristique qu'elle aimé et continue, à d'autres moments, d'aimer chez lui. Elle penserait plus facilement qu'ils présentent chacun les points faibles de leurs points forts et ils pourraient discuter du problème des tâches ménagères sur un pied d'égalité.

La défensive

La critique et le mépris conduisent à une position défensive qui amène à se justifier, à nier ou à contre attaquer. Le message de l'autre n'est pas considéré. Même quand elle ne consiste qu'à se justifier, la défensive ne donne pas les résultats voulus. Elle n'amène pas le conjoint qui attaque à se rétracter. Une justification amène une contre attaque et une expression supplémentaire de mépris, ce qui rend encore plus sur la défensive. On assiste à une escalade du conflit. Ceci parce que la position défensive exprime un blâme : le problème ce n'est pas moi, c'est toi.

Le mutisme

Lorsque les discussions persistent à être à ce point envenimées, la négativité devient si accablante que l'un des deux peut finir par se fermer complètement à toute discussion sur les sujets de discorde. Il peut ne donner aucun signe démontrant qu'il écoute. Lui parler est comme parler à un mur. Dans 85% des cas, ce sont les hommes qui adoptent ce comportement qui s'observe chez des couples qui sont aux prises avec les formes de négativité précédentes et sont dans un engrenage négatif depuis quelques temps.

La submersion

La personne qui oppose un mur de silence aux critiques de l'autres, le fait souvent pour se protéger d'être submergée par les émotions désagréables. La négativité, sous formes de critiques, de mépris ou même d'attitudes défensives, est si envahissante et, souvent, si soudaine qu'elle laisse abasourdi et sans défense. La personne apprend à faire n'importe quoi pour éviter que cela se reproduise. Plus il lui est arrivé souvent de se sentir submergé par la négativité, plus elle devient à l'affût des indices que l'autre va exploser de nouveau. Tout ce qu'elle cherche à faire, c'est de se protéger, pour ce faire, elle se désengage émotionnellement elle se détache.

La submersion est accompagnée de réactions physiques telles que l'accélération du rythme cardiaque (pouvant passer de 80 à 165 battements à la minute), des changements hormonaux comme la sécrétion d'adrénaline (qui prépare l'organisme à une réaction de lutte ou de fuite) et l'augmentation de la pression sanguine. Ce qui peut se manifester par différents symptômes d'anxiété, comme la respiration oppressée, la tension musculaire, la transpiration, etc.… Il s'agit de la réaction de l'organisme à ce qui est perçu comme une menace. Si l'un des partenaires ou les deux se retrouvent souvent dans cet état, la séparation est hautement prévisible. Premièrement parce que cela indique que la personne se trouve dans une détresse émotionnelle sévère. Deuxièmement, parce qu'il rend impossible toute discussion productive pour résoudre les problèmes. Dans cet

Etat, on a davantage tendance à répondre par la lutte (critique, mépris et défensive) ou la fuite (le mutisme, le détachement) qu'à avoir une réponse intellectuellement sophistiquée. L'interaction entre la physiologiques est forte, plus les émotions sont fortes, plus on a tendance à avoir des pensées négatives qui, en retour amplifient les réactions physiologiques et les émotions.

Le système cardiovasculaire des hommes est plus réactif au stress que celui des femmes. Leur rythme cardiaque accélère plus vite et il prend plus de temps pour revenir à la normale. Leur pression sanguine s'élève davantage, comme ils sont plus affectés à ce niveau que les femmes, il n'est pas surprenant qu'ils cherchent davantage à éviter les conflits sont plus portés au mutisme.

Les formes de négativité décrites plus haut (critiques, mépris, défensive, mutisme) et la submersion sont présents occasionnellement chez plusieurs couples dont la relation est stable (qui ne sont pas dans une escalade des conflits allant vers la rupture). Mais quand ces réactions sont fréquemment présentes, elles conduisent inévitablement à se distancer l'un de l'autre, à se déconnecter émotivement et à se sentir seul(e).

L'échec des tentatives de réparation

Un signe qu'une relation est en danger, est l'échec des tentatives de réparation lors des conflits. Une tentative de réparation est un geste ou une parole qui vise à diminuer la tension, à prendre un recul, à briser l'engrenage émotif qui a pris place et qui contribue ainsi prévenir la submersion. C'est un geste ou une parole qui contribue à dédramatiser le fait d'être en conflit et qui, plus ou moins directement, témoigne de l'amitié qui est toujours là. Cela peut être un geste affectueux (un toucher, un sourire, une grimace,etc..), une blague qui fait prendre un recul, une invitation à prendre une pause, rire dire qu'on est désolé, etc....
Plus la submersion est présente, plus il est difficile de remarquer et de répondre aux gestes de réparation. Dans les relations en difficulté, plusieurs tentatives de réparation sont souvent offertes par l'un des partenaires mais ne sont pas saisies par l'autre. Par exemple : l'humour qu'Olivier essayait de mettre en discutant avec Dara était une tentative de réparation qu'elle ne saisissait pas. C'est la qualité de l'amitié dans la relation, la prédominance, dans l'ensemble, des sentiments positifs par rapport aux négatifs, qui est le principal facteur déterminant si les tentatives de réparation vont fonctionner ou non.

Selon mes recherches, la présence des quatre formes de négativité décrites plus haut permet de prédire avec une précision
De 82% les séparations mais quand l'échec des tentatives de réparation est aussi présent, la précision atteint les 90%. Il en est ainsi parce que certains couples réussissent à compenser la présence de la négativité au moyen des gestes de réparation. Effectivement, 84% des jeunes couples qui présentent les quatre formes de négativité mais dont les gestes de réparation sont efficaces sont encore ensemble et satisfaits après 6 ans.

Les souvenirs négatifs

Les couples qui vont bien se rappellent les moments heureux plus que les mauvais, comment ils se sentaient excités de se rencontrer, motivés par leurs projets, comment ils avaient de l'admiration pour l'autre, etc. Quand ils parlent des difficultés de leur relation, ils sont plutôt fiers d'avoir passé à travers. Mais quand la relation va mal, l'histoire est revue négativement. Elle se rappelle maintenant qu'il est arrivé en retard au mariage. La négativité est telle dans le couple que même en regardant le passé, le focus se fait sur les points qui se prêtent à être interprétés dans le sens de la vision négative de l'autre et de la relation qui est entretenue. L'interprétation négative de leur passé indique à quel point les pensées et sentiments négatifs sont devenus omniprésents. Il peut être mauvais signe aussi qu'il reste très peu de souvenirs, qu'ils aient de la difficulté à se rappeler qu'est ce qu'ils ont aimé de l'autre, qu'est ce qu'ils aimaient faire ensemble. Cela peut être le signe d'un détachement bien installé.

L'échec de la relation

Il y a quatre étapes finales qui indiquent l'échec d'une relation :

1- Les gens considèrent que leurs problèmes sont sérieux.
2- En parler leur semble inutile. Ils essaient de les résoudre chacun de leur côté.
3- Ils commencent à vivre des vies parallèles.
4- La solitude est installée.

Les partenaires sont déconnectés émotivement. C'est souvent à cette dernière étape qu'il peut arriver que l'un ou l'autre ait une (ou des) relation (s) extraconjugale(s). Ces dernières sont souvent le signe qu'une relation en est rendue à un stade avancé d'érosion plutôt que la cause de l'échec. A cette étape, les probabilités de séparation sont très grandes.

Sauver la relation

Mais « ce n'est pas fini tant que ce n'est pas fini », selon moi je crois que beaucoup plus de couples pourraient réussir à renverser la vapeur, même à ce stade de détérioration de leur relation, en apprenant comment mieux orienter leurs efforts. Il croit, entre autres, que plutôt que de mettre le principal focus sur l'apprentissage des bonnes de se comporter lors des conflits, il est plus profitable de se centrer sur le développement des attitudes positives envers l'autre et la relation, c'est-à-dire le développement de l'amitié et du respect (le respect des différences notamment) afin de se prémunir contre l'envahissement des perceptions et des sentiments négatifs. Si l'on est bien disposé envers l'autre, les comportements favorables en dérouleront assez naturellement et s'apprendront beaucoup plus facilement.

B- L'apparition des conflits d'intérêts

Nous avons vu quelles sont les réactions aux conflits qui s'avèrent défavorable ou mauvais signes pour l'évolution d'une relation. Mais comment apparaissent ces conflits chez ces couples qui débutent leur relation avec beaucoup de satisfaction et des attentes tout à fait positives quand à leur avenir ensemble ?

Selon une perspective behaviorale, les gens recherchent des partenaires avec lesquels il vit et anticipent des gratifications (renforcements). Ils ont tendance à rechercher des partenaires similaire au leur, ce qui rend les renforcements mutuels plus probables. Par exemple, si Denise et Rick sont tous les deux conservateurs financièrement, ils vont renforcer leurs vues mutuellement de différentes façons. Ils vont se complimenter d'économiser de l'argent, ils vont s'appuyer dans leurs décisions de ne pas faire d'investissements risqués et vont se moquer ensemble les gens qui ne font pas comme eux.

Ils peuvent aussi rechercher des partenaires qui présentent certaines différences qui augmentent les probabilités de renforcements mutuels. Par exemple : si Laura est ambitieuse et énergique tandis que Walter est plus relaxe, ils peuvent trouver des gratifications aux qualités de l'autre. L'énergie et l'enthousiasme de Laura peuvent motiver et supporter Walter à prendre une direction pour sa carrière.
La capacité de Walter de mettre de côté les responsabilités et de profiter de la vie peut amener Laura à profiter davantage de ses temps de loisir.

Certaines des similarités et des différences entre les partenaires qui contribuaient au départ à leur attraction peuvent conduire à des incompatibilités. Par exemple : dans le cas des similarités, le renforcement mutuel que les partenaires se donnent peut les conduire à des positions extrêmes qui peuvent avoir des conséquences négatives et conduire à des conflits. Par exemple : leur conservatisme financier peut avoir amené Denise et Rick à décider de retarder l'achat d'une maison jusqu'à ce qu'ils aient économisé une bonne proportion de son coût. Cependant quelques années plus tard, ils peuvent constater que le prix des maisons ayant augmenté très rapidement, ils ne peuvent plus s'offrir la maison qu'ils auraient pu se permettre quelques années plus tôt. Un partenaire pourrait blâmer l'autre pour son conservatisme.
L'attraction des différences, plus que celles des similarités, peut constituer un terrain pour le développement des incompatibilités et des conflits. Ce qui pouvait sembler attirant au départ peut apparaître sur un jour plus sombre plus tard. L'énergie et l'ambition de Laura qui semblaient si attrayantes à Walter au départ, peuvent se traduire en demandes et en pressions qu'il vient à ressentir comme aversives. De la même façon, le style détendu de Walter qui plaisait à Laura au début peut lui sembler de la paresse plus tard. Ils peuvent avoir des conflits d'intérêts à savoir si Walter devrait changer d'emploi, rechercher une promotion ou rester où il est ou encore s'ils devraient partir pour la fin de semaine ou faire des travaux sur la maison.

Plusieurs des incompatibilités que peuvent vivre un couple ne font cependant pas partie de l'attraction initiale. Elles résultent simplement du fait que deux individus différents ne peuvent vouloir les mêmes choses en même temps et à la même intensité. Parfois ces différences sont importantes et ne peuvent être ignorées. Au début de la relation les incompatibilités sont souvent minimisées et peuvent être contournées. Mais comme les partenaires passent plus de temps ensemble dans des circonstances plus diverses, l'exposition aux incompatibilités devient plus probable.

Les incompatibilités peuvent aussi se développer à mesure que les expériences de la vie amènent les partenaires à changer. Par exemple : Monica et Rodney avaient des vues communes par rapport aux enfants et s'entendaient pour que Monica retourne au travail quelques semaines après la naissance de leur enfant. Cependant, une fois que le bébé est arrivé, elle s'est rendue compte qu'elle ne voulait pas le laisser à une gardienne et désirait s'en occuper elle-même tandis que Rodney ne pouvait imaginer réduire leur niveau de vie de façon aussi drastique. Anne et Darren imaginer compatibles par rapport à la place que prenait la relation dans leur vie. Mais plus tard, Anne a obtenu un poste très exigeant qu'elle trouve intéressant. Elle ne réussit plus à passer autant de temps avec Darren, ce qu'il trouve difficile. Ces incompatibilités créent de véritables dilemmes parce qu'ils peuvent amenés l'un ou l'autre à être privé ou pénalisé. Si Monica reste à la maison avec le bébé, Rodney va devoir vivre une sérieuse diminution du niveau de vie. Si elle retourne au travail, elle devra vivre la peine et l'anxiété de ne pas être avec son bébé.

C-Les processus de conflits

Comment les conflits évoluent ils à partir des incompatibilités ?
Au début de la relation, les partenaires ont tendance à essayer de s'accommoder l'un l'autre lorsqu'ils font face à des incompatibilités. Ils peuvent ne pas trop vouloir mettre à l'épreuve leur relation qui leur apporte beaucoup de satisfaction et accepter plus volontiers les pertes temporaires

de gratifications impliquées par l'accommodation aux incompatibilités. Mais à mesure qu'ils s'habituent l'un à l'autre, qu'ils connaissent une érosion des renforcements et qu'ils font face à des incompatibilités qui ont des implications assez importantes, ils peuvent vouloir contraindre l'autre à se comporter selon leurs désirs, ce qui risque d'être le début d'une escalade.

La coercition

La coercition consiste, pour un partenaire, à exercer une pression pour amener l'autre à se comporter selon ses désirs. Par exemple, Mark accuse Dena d'être isolée socialement et de ne pas être supportant pour lui jusqu'à ce qu'elle accepte de l'accompagner dans un parti de travail. Ce résultat positif renforce Mark dans son comportement de critiquer et de rabaisser. Le comportement de Dena, celui de céder à la demande de Mark, est aussi renforcé car les critiques ont cessé. Dans l'avenir, ces comportements auront donc tendance à se reproduire.

Mais le processus peut devenir plus compliqué. En acceptant d'accompagner Mark, Dena s'expose à une expérience inconfortable pour elle. Elle peut ainsi refuser d'aller à certaines soirées qui lui semblent particulièrement désagréables. En faisant cela toutefois, elle fournit un renforcement intermittent aux critiques de Mark. Il s'agit d'un phénomène connu en psychologie comportementale (behaviorale) qu'un renforcement intermittent amène une recrudescence du comportement ainsi renforcé. Il y a donc une recrudescence des critiques de Mark. Un autre phénomène amène Mark à augmenter ses critiques. Au début de la relation, Dena pouvait être influencée par une légère manifestation de désapprobation de sa part. Mais à mesure qu'elle devient habituée et expérimente le désagrément de ces sorties, elle peut ne céder que s'il augmente l'intensité de ses critiques. Par ailleurs, la coercition n'est pas à sens unique. Dena peut s'efforcer de contraindre Mark à se comporter comme elle le souhaite dans certains domaines. Elle peut, par exemple : être distance avec lui s'il ne passe pas autant de temps avec leur fils qu'elle le juge approprié.

Avec le temps, alors que les deux s'efforcent de contraindre l'autre, leur relation peut devenir de plus en plus marquée par des interactions négatives.

L'attribution de défauts

A mesure qu'ils vivent cette escalade des échanges coercitifs, les partenaires réfléchissant à leurs relations conflictuelles, auront tendance à mettre la faute sur l'autre, à le considérer responsable du problème. Dena va conclure que Mark est égoïste et manque de considération, que c'est la raison pour laquelle il insiste pour qu'elle aille à ces soirées superficielles et ignore ses sentiments par rapport à ces soirées. C'est d'ailleurs son égoïsme qui explique, considère t-elle, pourquoi il ne passe pas plus de temps avec leur fils. Mark, de son côté peut conclure que Dena est insécure et névrosée, que c'est la raison pour laquelle elle est si intimidée par les évènements sociaux. Il se demande d'ailleurs si elle ne va pas transmettre ces traits à leur fils en le surprotégeant et en l'empêchant de développer de l'indépendance. Les différences entre eux sont devenues des défauts.

Leurs discussions concernant les sorties et le temps passé avec leur fils vont devenir pleines d'accusations, de défenses contre ces attaques et de contre-attaques. De plus en plus, les conflits impliquent des désaccords sur la cause de leurs problèmes. Les sujets de leurs disputes deviennent l'égoïsme, l'insécurité, etc....

La polarisation

A mesure que le conflit évolue, les partenaires auront également tendance à devenir plus polarisés dans leurs positions. Les conflits mènent à des privations qui peuvent intensifier les désirs. Comme Mark est privé d'aller à des sorties avec son épouse, il peut porter plus d'attention à ces évènements et développer des justifications plus élaborées.

De l'autre côté, à mesure que Dena vit de la pression et défend sa position, tout désir de sorties social peut être perdu. On en viendrait à croire que Dena n'a aucun désir de contacts sociaux alors que ces contacts sont ce qui compte le plus dans la vie de Mark. Ainsi leurs façons de réagir à leurs différences les amènent à sembler encore plus différents.

Un autre processus qui peut amener la polarisation, c'est-à-dire l'amplification des différences est la division des tâches qui résulte de ces différences. Par exemple : parce que Dena passe plus de temps avec leur fils que Mark, elle le connaît mieux, est plus confortable avec en sa présence et a du temps pour les activités agréables. Cette différence dans les habiletés aura tendance à s'amplifier. Dena passe plus de temps qu'elle ne le ferait normalement, pour compenser les lacunes de Mark. Par ailleurs, Mark étant moins habile, peut se faire critiquer facilement par Dena. Il peut ainsi avoir encore moins le goût des activités avec son fils ce qui ne l'aide pas à développer ses habiletés.

Ainsi, à travers les processus de coercition, d'attribution de défauts et de polarisation, les différences inévitables entre les conjoints peuvent escalader en conflits jusqu'au point de miner la satisfaction par rapport à la relation et, à l'extrême mener à la séparation. Le modèle présenté ici est très général. Plusieurs facteurs peuvent influencer et complexifier les processus de conflits.

D- Les facteurs qui influencent les conflits

La compatibilité des partenaires

Certains couples présentent moins d'incompatibilités que d'autres, ce qui amène moins de conflits d'intérêts. Ces couples peuvent obtenir plus de renforcements de leur relation, ce qui les aident à être capables de gérer les conflits et/ou les tolérer. Certaines recherches montrent effectivement que la similarité entre partenaires dans la personnalité et les attitudes est un facteur favorisant la réussite.

La personnalité

La personnalité de chaque partenaire est un facteur qui affecte la probabilité que les incompatibilités conduisent à une escalade de conflits. Par exemple : plusieurs recherches ont associé la personnalité neurotonie (tendance à présenter anxiété, colère, nervosité, dépression et autres affects dépressifs), chez un ou les deux partenaires à une moins grande satisfaction par rapport à la relation et à un taux de séparation plus élevé. La personne présentant cette personnalité aura plus probablement tendance à réagir de façon qui complique la résolution des incompatibilités, en sur réagissant émotionnellement, en s'engageant dans la coercition, en se retirant de la discussion, etc.…

Les recherches montrent également que la tendance à attribuer la responsabilité des problèmes à l'autre est associée à une moins grande satisfaction conjugale. La résolution des conflits est compliquée par une plus grande tendance à blâmer et accuser l'autre.

Certains chercheurs présentent des modèles qui mettent une emphase plus grande sur le rôle de la personnalité et de l'histoire personnelle dans les conflits.
Par exemple, Young (1997) présente un modèle intéressant selon lequel l'insatisfaction est souvent développer lorsque les conflits ou les évènement de la vie activent des schémas inadaptés chez l'un des partenaires qui l'amène à prendre des positions extrêmes, ce qui a pour conséquence d'activer les schémas inadapté du partenaire. Ko ski et haver (1997) accordent également une grande place à la personnalité en abordant la problématique des conflits et de la satisfaction conjugale à la lumière de la
<<théorie de l'attachement>> de bowlby. Les styles d'attachement (par exemples, évitant, anxieux et césure) se développe principalement dans la relation avec les parents et constituant un facteur important qui déterminent les interactions entrer conjoints. De même, Notarius et ses collègues décrivent le lien entre le style d'attachement aux parents dans l'enfance, l'estime de soi qui en résulte et l'habileté à gérer la colère dans la relation de couple. Par

exemple, la personne qui se sentait fréquemment critiquée par un parent et ne pouvait se défendre que par des attaques colériques ou le retrait aura davantage tendance à répondre à un commentaire neutre du (de la) partenaire comme s'il s'agissait d'une critique du parent.

Les habiletés de résoudre de conflits

Les comportements positifs lors de conflits sont prédicteurs de stabilité dans la relation. Ils préviennent l'escalade des conflits. Si le niveau d'habiletés est bas, de petites incompatibilités peuvent dégénérer en conflits importants. A l'inverse, un bon niveau d'habiletés peut favoriser une bonne adaptation à de grandes incompatibilités. Ces habiletés, par exemple, débuter une discussion avec douceur, s'exprimer avec le « je » pour éviter de critiquer la personne, contrôler ses pensées automatiques, écouter avec empathie, trouver des compromis constituent un savoir faire qui peut s'acquérir. Cependant, dans le feu de l'action, ces habiletés risquent fort de ne pas être utilisées si les attitudes positives envers l'autre, comme le respect de sa personnalité, la compréhension de ses problématiques, l'acceptation des différences, ne sont pas présentes. L'entraînement à ces habiletés peut toutefois aider à comprendre les attitudes positives qu'il serait souhaitable de développer.

Les circonstances stressantes

Des études ont démontré un lien entre le niveau de stress quotidien et les interactions négatives dans le couple. Les évènements de la vie qui représentent des stress, par exemple la venue d'un enfant sont aussi souvent associés à une baisse de la satisfaction conjugale. Dans ces périodes plus stressantes, le besoin de support peut être plus grand en même temps que la capacité d'en donner diminuée. Les évènements stressants peuvent aussi amplifier certains conflits d'intérêts ou en créer d'autres. Par exemple : la venue d'un bébé peut exacerber des conflits concernant les taches ménagères.

Comment réussir sa vie ?

Vous voulez réussir, c'est très bien, mais en avez-vous une volonté.

- Avez-vous ce désir brûlant qui vous empêche de dormir.
- Avez réellement envi de réaliser vos rêves.
- Avez-vous un but ou un objectif dans votre vie
- Savez vous comment et pourquoi vous voulez réussir.

Ce ne sont la que de simples questions auxquels vous devez pouvoir réussir.
Mais pour réussir, vous devez avoir bien plus que ça.

- Vous devez programmer votre cerveau, pour éliminer toute négatives qui vous empoisonnent.
- Vous devez apprendre à jeter un autre regard sur vous-même
- Vous devez modifier votre rapport avec l'argent.
- Vous devez savoir faire des sacrifices.
- Vous devez être motivé.
- Vous ne devez jamais renoncer.

Mais par-dessus tout, vous devez prendre votre destin en main. N'attendez pas que la réussite vienne sonner à votre porte, vous risquez d'attendre longtemps.

N'attendez pas la chance, provoquez la.

Ne rester pas les bras croisés, mettez vous au travail dès maintenant. Faite preuve de confiance en vous, soyez toujours positif.

Lire des articles sur le succès, la réussite.

Faite face à vos démons et apprenez à les repousser.

Ne laisser personne vous volez vos rêves.

Oui la réussite est à votre portée, mais vous seul pouvez réussir.

Aucune méthode, aucun conseil ne vous fera réussir si vous ne faites rien.

Découvrez le secret de ces millionnaires qui aujourd'hui ont décidés partager leur succès.

Découvrez des ebooks sur le succès et la réussite.
Vous devez savoir que rien n'est vraiment gratuit dans ce monde et réussir, vous devez en être pleinement conscient, que ce soit ou d'Internet.

Si vous voulez réellement réaliser vos rêves au cours de votre existence, vous devez prendre aujourd'hui le chemin qui vous mènera vers la réussite.

Donnez vous les moyens de réaliser vos rêves.

Vous valez 100 fois plus que vous ne le pensez.

Bonne réussite et bon succès à vous.

Changer de vie

Pour changer de vie il faut simplement se poser des questions et tenir compte des réponses que l'on obtient.
N'oubliez pas non plus que tout ce que votre esprit peut concevoir, vous soyez capable de le réaliser. Il suffit de faire preuve de créativité.

Vous trouverez ci-après une liste de questions susceptibles de provoquer un changement important dans votre vie.

- Que pourriez vous accomplir si vous trouviez la force d'agir dès à présent ?
- Quelles sont les décisions que vous avez prises ou n'avez pas su prendre dans le passé dont vous mesurez les conséquences aujourd'hui ?
- Quelle leçon, tirée de vos erreurs passées, peut vous être utile pour améliorer votre vie actuelle ?
- Quel geste simple pourriez-vous transformer l'invisible en visible ?
- Quel genre de vie souhaiteriez-vous avoir ?
- Qu'aimeriez-vous apprendre ?
- Quels savoirs- faire souhaiteriez –vous posséder?
- Qui seraient vos amis ?
- Que seriez-vous ?
- Combien d'argent désirez-vous accumuler ?
- Quelles décisions seriez-vous amené à prendre sur le plan financier ?
- Quelles sont les choses que vous aimeriez posséder ?
- A quels événements aimeriez-vous assister ?
- Quelles aventures aimeriez-vous vivre ?
- Quel rôle aimeriez-vous tenir dans la société ?
- Qui pouvez-vous aidez ?
- Quelle cause pouvez-vous défendre ?

- Que pouvez-vous créer ?
- Que pourriez vous faire dès aujourd'hui pour atteindre vos objectifs ?
- Quelle perception auriez-vous de vous-même ou de votre vie si vous atteignez vos objectifs dans 1 ans ?
- De combien de façons les personnes qui vous entourent profiteront t-ils de vos efforts actuels ?
- Ayez vous actuellement l'impression de vous rapprocher de vos objectifs ? De vous en éloignez ? Comment pourriez vous améliorer cette situation ?
- Quelles seraient les conséquences à long terme de votre inaction actuelle ?
- Qu'est ce qui actuellement vous procure le plus de plaisir ? Le plus de souffrance ? Quelles sont les conséquences sur votre vie ?
- Que pourriez vous faire si vous vous sentiez quotidiennement remplie d'énergie ?
- Quelles sont les croyances qui vous donnent confiance en vous ?
- Quelles nouvelles attentes pourriez vous avoir envers les autres et vous-même ?
- Quelles sont les croyances qui se manifestent dans le comportement de votre entourage ?
- Etes vous sur que vos croyances sont vraies ? En quoi votre vie serait différente si vous pensiez le contraire ?
- Si vous examiniez vos propres croyances avec les yeux de quelqu'un d'autre que verriez vous ?
- Quelles sont les convictions qui vous renforcent ?
- Quelles sont celles qui vous affaiblissent ?
- Quelles sont les croyances soit disant réalistes devriez vous éviter ?
- Que pourriez vous accomplir si vous aviez suffisamment confiance en vous pour utiliser votre vaste potentiel ?
- Quel rêve pourriez vous réaliser en utilisant votre imagination ?
- Dans quelle aventure fascinante et enrichissante pourriez vous lancer en lisant un bon livre, en regardant un film ou en écoutant de la musique ?
- Quelles nouvelles expériences aimeriez vous vivre ?
- Quelle expérience émouvante pourriez vous partager avec quelqu'un que vous aimez ?

- Quelle nouvelle expérience enrichissante pourriez vous tenter aujourd'hui ? Quel en serait l'impact sur votre personnalité ?
- Qui êtes vous ? Comment pourriez vous vous définir en employant des termes valorisants ?
- Que faites vous régulièrement pour prendre soin de vous ?
- Dans la relation que vous vivez avec ceux que vous aimez quelle est la plus importante que vous donnez ?
- Que pourriez vous faire aujourd'hui pour quelqu'un que vous aimez ?
- Qui sont vos héros ? Que faites-vous pour leur ressembler ?

Les questions qui suivent sont à vous poser quotidiennement

- Quels sont les aspects de ma vie dont je suis heureux (se) actuellement ?
- Pour quelles raisons en suis-je heureux (se) ?
- Quel effet cela a-t-il sur moi ?
- Qu'est ce qui me stimule actuellement ? Pour quelles raisons ? Quel effet cela a-t-il sur moi ?
- Quelles sont les choses dont je peux être fier(e) actuellement ? Pour quelles raisons ? Quel effet cela a-t-il sur moi ?
- Quels sont les bienfaits de la vie dont je suis reconnaissant(e) en ce moment ? pour quelle raison ? Quel effet cela a-t-il sur moi ?
- Quelle est mon activité préférée en ce moment ? Quel effet cela a-t-il sur moi ?
- Quelles sont les personnes que j'aime ? Qui m'aiment ? Quel effet cela a-t-il sur moi ?
- Qu'est ce que j'ai donné aujourd'hui ?
- Qu'ai-je appris aujourd'hui ?
- Dans quel état est-ce que je désire me sentir en ce moment ?
- Sur quelle croyance me suis-je basé pour éprouver les émotions que je ressens actuellement ?
- Quelle leçon puis-je tirer de cette expérience ?

- Quelle est la chose la plus importante à mes yeux ?
- Quelles émotions dois-je éviter de ressentir ?

Changer de vie ça peut donc aussi simplement signifier **changer de travail**

Réussite, Réussir ou Succès

Qui n'a pas rêvé de réussir. Réussir sa vie, réussir un examen, réussir sur internet.
Découvrez des conseils qui vous aideront à découvrir les secrets de la réussite.

1-Qu'est que la réussite
Avant de dire, je veux réussir, ou avez-vous déjà essayé de trouver une définition de la réussite.

2- Je veux réussir
IL ne sert à rien de penser " je veux réussir " si vous ne faite rien pour réussir.

3- Avez-vous fait l'effort de lire
Avez-vous fait l'effort de vous procurer et de lire un livre sur le comportement, le développement personnel, la réussite ou le succès.

4- Vouloir réussir
Si vous voulez réussir, vous devez dès aujourd'hui vous comportez comme une personne qui à réussi.

5- Les secrets des gens qui ont réussi
Les personnes qui ont réussi se nourrissent de la réussite des autres.

6- Le véritable secret de la réussite.
Le véritable secret de la réussite, c'est d'aider les autres.

7-Le passage à l'acte
Les personnes qui ont réussi se nourrissent de la réussite des autres.

8- Définir vos objectifs
Déterminer vos objectifs permet d'avancer, d'aller de l'avant, d'avoir un but dans la vie.

9-A quoi vous sert votre objectif ?
Déterminer vos objectifs permet d'avancer, d'aller de l'avant, d'avoir un but dans la vie.

10-Comment atteindre votre objectif ?
Votre objectif vous sert à avoir un but dans la vie.

11- La lecture est votre meilleur allier
Lorsque vous étudiez le parcours des gens qui ont réussi, ils citent très souvent un livre qu'ils ont découvert.

12- Les messages positifs.
Votre objectif vous sert à avoir un but dans la vie.

13- Je peux vous donner un conseil
Votre objectif vous sert à avoir un but dans la vie.

14- On ne peut pas réussir sans rien faire
Une des erreurs les plus fréquentes, est de vouloir gagner de l'argent sans rien faire.

15-Je veux réussir, mais je n'ai pas d'argent
Si vous commencer comme ça, il est sur que vous ne réussirez jamais.

Questionnaire du succès.

Pour savoir si vous avez emprunté la voie du succès, il suffit de répondre objectivement aux questions suivantes. Ce questionnaire est du à Napoléon Hill.

1. Vous êtes vous donné un objectif principal ? Quels plans avez-vous mis au point pour le réaliser ? Combien de temps consacrez vous chaque jour à la réalisation de ce plan ? A quelle fréquence révisez vous votre plan ?
2. Votre objectif principal est il devenu pour vous une obsession dévorante ? Que faites vous pour en entretenir la flamme ?
3. Que prévoyez vous d'offrir en retour de la réalisation de votre objectif principal ? Vous êtes vous déjà mis à la tâche ? Sinon quand pensez vous vous y mettre ?
4. Quelles mesures avez-vous prises pour constituer votre cerveau collectif ? Combien de fois en rencontrez vous les membres ? A combien d'entre eux parlez vous tous les mois, toutes les semaines ou tous les jours ?
5. Avez-vous pris l'habitude d'accepter la défaite temporaire comme une mise au défi ? Avec quelle rapidité parvenez vous à découvrir l'avantage équivalant que cache tout malheur quand il vous frappe ?
6. A quoi passez vous le plus de temps : à réaliser vos projets ou à vous inquiéter des obstacles qu'il vous reste encore à surmonter ?
7. Combien de fois renoncez vous à un plaisir immédiat pour pouvoir consacrer plus de temps à la réalisation de vos projets ? Combien de fois faites vous l'inverse ?
8. Profitez vous de chaque instant comme si c'était le dernier ?
9. Considérez vous votre vie comme le résultat de votre emploi du temps jusqu'à présent ? Etes vous satisfait de

votre vie actuelle ? Souhaiteriez vous avoir utilisé votre temps autrement ? Considérez vous chaque seconde qui passe comme l'occasion de modifier le cours de votre existence de façon positive ?

10. Votre attitude mentale est elle toujours positive ? Est elle positive la plupart du temps ? Est elle positive en ce moment ? Pouvez vous la rendre positive à volonté ?

11. Combien de fois faites vous preuve d'initiative personnelle en transformant vos pensées positives en actions ?

12. Croyez vous que votre succès sera dû à la chance ou un coup du hasard ? Quand croyez vous que la chance vous sourira ? Croyez vous que votre succès sera le résultat de vos effort ?

13. Connaissez vous quelqu'un dont le sens de l'initiative vous inspire ? Combien de fois recherchez vous la compagnie de cette personne ? Combien de fois modelez vous votre comportement sur celui de cette personne ?

14. Consentez vous l'effort supplémentaire ? Le faites vous tous les jours ou seulement quand il s'agit d'impressionner quelqu'un ? Le faites vous dans un état d'esprit favorable ou vous plaignez vous d'avoir à faire un travail supplémentaire ?

15. Vous êtes vous doté d'une personnalité agréable ? Vous regardez vous dans la glace tous les matins et travaillez vous à améliorer votre sourire, l'expression de votre visage ? Ou faites vous un effort seulement à la veille d'une réunion importante ?

16. Comment appliquez vous votre foi ? Quand agissez vous sur l'inspiration de l'intelligence infinie (les forces vitales de l'univers) ? Dans quelles circonstances choisissez vous de ne pas en tenir compte ?

17. Travaillez vous à acquérir de la discipline personnelle ? Combien de fois vos émotions mal maîtrisées vous font elles faire des choses que vous regrettez ?

18. Avez-vous vaincu vos peurs ? Combien de fois manifestez vous des symptômes de peur ? Quand parvenez vous à remplacer vos peurs par vos ambitions ?

19. Combien de fois acceptez vous les opinions des autres comme des faits reconnus ? Mettez vous en doute

les opinions des autres ? Combien de fois faites vous appel à la pensée précise pour trouver des solutions à vos difficultés ?
20. Combien de fois invitez vous la collaboration en offrant d'abord la vôtre ? Le faites vous à la maison ? Au bureau ? Au sein de votre cerveau collectif ?
21. Quelles possibilités offrez vous à votre imagination ? Quand vous attaquez vous à vos problèmes en faisant preuve de vision créatrice ? Quels dilemmes pourriez vous résoudre de cette façon ?
22. Prenez vous le temps de vous détendre, de faire de l'exercice ? Faites vous attention à votre santé ? Vous êtes vous promis de commencer au début de l'année prochaine ? Pourquoi ne pas commencer tout de suite ?

Estime de soi

Qu'est ce que l'estime de soi ?

Faire preuve d'estime de soi c'est avant tout aimer qui l'on est et être persuadé que l'on mérite les bonnes choses de la vie autant que les autres.

Faire preuve d'estime de soi c'est aussi rejeter les idées suivantes :

1. Nous sommes tous des victimes réduites à subir tout ce qui nous arrive.
2. Nous sommes incompétents, pas à la hauteur.
3. Il y a quelque chose de mauvais en nous.

Comment retrouver l'estime de soi ?

Pour garder une bonne estime de soi, il suffit selon elda PILLAY de suivre les principes suivants :

1. Soyez indulgent avec vous-mêmes lorsque que vous commettez des erreurs.
2. Concentrez vous sur vos points forts et vos réussites.
3. Apprenez à dire " non".

4. Rejetez avec indifférence toute remarque désobligeante.
5. Considérez chacun comme votre égal.
6. Sachez apprécier les erreurs et en tirer les leçons.
7. Faites du bonheur une habitude.
8. Acceptez d'avoir tort avec sérénité.
9. Cessez de pester contre vous-même.
10. Trouvez un emploi qui vous convient.
11. Ne vous préoccupez pas de l'image que vous donnez.
12. Acceptez vous sans condition dès aujourd'hui.
13. Vous méritez mieux que ce que vous croyez.
14. Recouvrez la liberté.
15. Accordez vous chaque jour une parenthèse de plaisir.
16. Soyez prêts à vous investir dans vos désirs.
17. Demandez vous ce qui pousse les gens à vous dire que vous les avez gravement blessés.
18. L'opinion que vous avez de vous-même doit être prépondérante.
19. Soyez 100% positif un jour par semaine.
20. Admettez que les gens soient différents de vous.
21. Déterminez votre propre définition de la perfection.
22. Résistez à l'envie de changer pour que les autres vous aiment.
23. Ne vous comparez à personne.
24. Etre différent ne doit pas vous perturber.
25. Evitez de vous causer des souffrances inutiles.
26. Cessez de vous identifier à vos actes.
27. Accordez de l'importance à vos décisions judicieuses.
28. Donnez la priorité à l'opinion que vous avez de vous-même.
29. Prenez votre santé en main.
30. Gardez le sourire quand on vous critique.
31. Sachez vous adapter.
32. Forgez votre opinion et prenez vos décisions.
33. Acceptez les compliments de bonne grâce.
34. Accordez de l'importance à vos idées.
35. Apprenez à accomplir vous-même les tâches que vous confiez aux autres.
36. Ne prenez aucune sorte de compétition trop au sérieux.
37. Participez à la vie politique.
38. Vos besoins personnels sont les plus importants.

39. Ayez une vision juste des autres.
40. Dites non à la culpabilité.
41. Pensez que vous êtes quelqu'un d'estimable.
42. Pardonnez vous toutes vos fautes.
43. Interprétez chaque évènement de manière positive.
44. Chassez tout mauvais sentiment que vous éprouvez envers les autres.
45. Apprenez à résoudre vos problèmes.
46. Défendez vos intérêts.
47. Fiez vous le plus possible à vous-même.
48. Considérez toutes vos pensées comme acceptables.
49. Acceptez l'entière responsabilité de ce qui vous arrive.
50. Ne reconnaissez vos torts que lorsque cela se justifie.
51. Demandez- vous vivez par procuration.
52. Dite ou pensez du bien des autres

Les secrets du succès et de la paix intérieure

D'après le Docteur Wayne W.Dyer, il existe dix secrets qui garantissent le succès et la paix intérieure. Les voici :

1er secret : avoir un esprit ouvert à tout et attaché à rien

Cela signifie qu'il faut :

- Croire que tout est possible si on a suffisamment de volonté
- Renoncer totalement à ce à quoi on est attaché (lieu objet personne)
- Accueillir ce que nous offre l'univers sans juger

2ème secret : ne pas mourir sans avoir joué sa propre musique intérieure

Cela signifie qu'il faut :

- Ecouter son cœur
- Prendre des risques pour sa passion

- Savoir que l'échec n'est qu'une illusion et qu'il ne fait pas en avoir peux

3éme secret : vous ne pouvez pas donner ce que vous ne posséder pas

Cela signifie qu'il :

- Changer ce que nous n'aimons pas en nous.
- S'aimer soi-même et se respecter
- Trouver son but

4ème secret : adopter le silence

Cela signifie qu'il fait :

- Découvrir la valeur du silence
- Intégrer plus de silence dans sa vie
- Prendre consciemment contact avec dieu

5ème secret : renoncer à son histoire personnelle

Cela signifie qu'il faut :

- Ne pas se pas se raccrocher au passé
- Vivre l'instant présent et accepter la réalité telle qu'elle est

6ème secret : il est impossible de résoudre un problème avec le même esprit qui l'a crée

Cela signifie qu'il faut :

- Accepter le monde tel qu'il est
- Savoir qu'il existe un lien entre chaque individu, que nous sommes tous membre de la famille humaine

7ème secret : il n'y a pas de ressentiment justifié

Cela signifie qu'il faut :

- Accepter l'opinion des autres même si elle est différente de la nôtre
- Pardonner à ceux donc nous pensons qu'ils nous ont blessé

8ème secret : traitez vous comme la personne que vous aimeriez être

Cela signifie qu'il faut partout place à l'inspiration.

9ème secret : traitez vous comme la personne que vous aimeriez être

Cela signifie que vous être dieu créateur de votre vie et du monde dans lequel vous vivez.

10ème secret : la sagesse consiste à éviter toute pensée affaiblissante

Cela signifie que votre esprit se nourrit avec des pensées de paix, d'amour, d'acceptation et de bonne volonté.

L'ART DE BIEN SE DISPUTER

Dans un couple, les disputes sont parfois bénéfiques pour éclaircir une situation. Mais il faut savoir les gérer.

Le pire c'est le silence

Oui, les disputes sont saines, car on dit que les partenaires qui ne se disputent jamais ont peu de chances de rester ensemble. Nous sommes naturellement confrontés à des différences d'opinion, des ressentiments, des frustrations, des paroles ou des gestes qui nous blessent ou, qu'on le veuille ou non, agressent notre entourage. Lorsque quelque chose vous dérange, le pire c'est de vous taire, en accumulant les frustrations, qui se transforment en rancœur, puis en agressivité latente. Cela s'accumule et un jour, un rien allume l'étincelle qui enflamme la réserve de dynamite accumulée.

Evacuer les prétextes

Les raisons des disputes sont nombreuses. Parmi les plus récurrentes, al question de l'éducation des enfants (si toutefois le couple est tombé d'accord pour en avoir) lorsque l'un adopte une attitude sévère, l'autre permissive ; la répartition des tâches ménagères entre les membres de la famille, avec des phrases du genre je te demande depuis une semaine de ranger ta chambre ; le choix des vacances ou même du programme télé ; cachées sous les prétextes de la fatigue ou du manque du temps, les relations intimes (qui parfois servent pour aplanir les différents, pour un certain temps) insatisfaisantes,les infidélités, le manque d'écoute, de respect.....

Gérer les rivalités

Lorsqu'un conflits apparaît entre les membres d'une famille, les autres ont tendance à prendre partie pour un ou l'autre des opposants : ainsi, le conflit initial devient plus aigu et se charge avec les tensions que chacun y apporte. Au bureau comme en famille, il y a toujours des rivalités (qui est mieux payé, placé, plus aimé, protégé…). Faites attention de ne pas laisser les choses empirer et arriver à l'existence des camps adverses, désamorcez au fur et à mesure les bombes à retardement.

Sauver vos relations

Une discussion contradictoire ne doit pas se transformer en compétition : il ne s'agit pas d'enfoncer l'interlocuteur, mais de sauver votre relation avec cette personne, que ce soit votre compagnon, enfant, ami ou votre mère. L'intérêt n'est pas de dominer l'autre et d'en sortir victorieux coûte que coûte, mais de déboucher sur une solution ou une explication. Le compromis est un art, en effet, et n'oubliez pas qu'il y a des conflits banals et inévitables, qui ne méritent pas qu'on s'y attarde.

Choisissez le bon moment

Gare à la bouderie et à la colère contenue qui explose, telle une cocotte minute, au pire moment quand l'autre met sa tête sur l'oreiller ou est en train de sortir. Retenez l'envie de bagarre, car le choix d'un mauvais moment est un moyen sûr de ne pas obtenir l'avantage sur la partie adverse, qui se mettra instinctivement sur une position de défense. Vu l'inégalité de vos états émotionnels, toute réelle communication sera impossible.

Ne sautez pas du coq à l'âne

Encore une chose, ces mots peuvent vous entraîner d'une simple contradiction vers une sérieuse dispute. A la place d'une discussion utile, censée apporter des solutions concrètes, vous n'aurez gagné qu'un énervement en plus.

Ne remettez pas à l'ordre du jour tous les mécontentements accumulés depuis des lustres, restez centrée sur le sujet principal et initial.

Exprimez vous avec clarté

Faites savoir avec clarté, en peu de mots, ce qui vous dérange. Si vous vous perdez dans des détails et vous lui reprochez cinq choses à la fois, votre interlocuteur ne comprendra pas grand-chose, à part le fait que vous l'agressez. Avec un ton ferme et clair, expliquez ce qui vous mécontente réellement à ce moment là. Puis écoutez sa réponse, c'est souvent lui parler. Cela calme les passions. Combien de fois vous a-t-on déjà dit tu ne m'écoutes pas.

Evitez le tourbillon

Faites des efforts pour maîtriser tant vos émotions que votre colère et l'envie de tout balancer en face à votre interlocuteur ; il est important d'éviter de vous lancer dans une spirale sans fin de reproches et incriminations de part et d'autre, qui peut durer infiniment et ne fait rien d'autre qu'empirer la situation, sans apporter la moindre solution. Si la situation dérape, coupez court et remettez la discussion pour plus tard.

Organisez des réunions

Le lundi, asseyez vous pour discuter des problèmes survenus durant la semaine passée. Avec le recul, l'énervement se sera atténué et vous pourrez exposer calmement votre mécontentement, demander des explications ou vous justifier. Al la place de la confrontation émotionnelle, vous aurez la surprise de pouvoir mener une véritable conversation, qui s'avèrera très fructueuse.

Vivre avec son ordinateur

Acquérir un ordinateur, c'est un évènement heureux. Voilà un précieux instrument qui nous permettra de satisfaire notre curiosité, notre soif d'apprendre ainsi que notre désir de divertissement. Ce nouveau média apporte la possibilité d'expression personnelle à travers les écrits, les sons, le graphisme et la vidéo. Il répond à une soif de communication qui remet en question tous les systèmes de transmission de l'information précédents. Mais le rêve de l'expression directe grâce à une technologie qui ferait de chacun un expert débouche pour bien des personnes sur une grande frustration.

L'arrivée d'un ordinateur peut en effet constituer tout un défi à notre capacité d'adaptation et à celle de notre entourage.

Nous rencontrons maintenant des veufs et des veuves de l'ordinateur : des conjoints abandonnés par leur partenaire dont l'attention est entièrement tournée vers son passe temps favori.

La maîtrise de l'ordinateur peut devenir plus moyen pour atteindre ses objectifs et satisfaire ses besoins. Cela peut devenir une fin en soi, toute l'énergie disponible est mise à apprendre comment il fonctionne, comment l'améliorer et comment explorer de nouvelles avenues. Le maître de l'ordinateur devient son esclave, victime d'une suite de frustration et de déséquilibres qui ne laissent pas de place à la satisfaction du travail bien fait, de la tâche terminée, de la page que l'on tourne pour passer à autre chose.

Qui dit ordinateur dit maintenant voyage sur l'Internet. Or, la navigation sur Internet peut amener deux phénomènes associés à cette pratique : la désorientation et la surcharge cognitive. L'internaute se laisse emporter d'un lien hypertexte à un autre, d'un site à un autre, pour finalement ne plus se rappeler d'où il vient et où il allait. Il est stimulé par toutes sortes d'images et toutes sortes d'informations, trop de détails que la mémoire à court terme ne réussit pas à bien gérer. Apprendre il quelque chose ? Que lui restera t-il de tout cela ? Il est facile de remplir une mémoire d'ordinateur. Mais saura t-il identifier ce qui mériterait d'être appris par cœur ? Conserver dans son esprit et dans son cœur plutôt qu'archivé avec toutes les informations inutiles ?

Il suffit d'avoir navigué quelque temps sur Internet pour se rendre compte que cette activité a un effet hypnotique. L'individu est concentré exclusivement sur son écran.
 Il oublie ce qui l'entoure, il voyage, il est ailleurs. Une longue période de navigation peut engourdie l'individu. On ne sort pas toujours de cet état aussi facilement qu'on le voudrait, je crois que nous atteignons bien un état altéré de conscience qui peut nous laisser vulnérable aux suggestions et aux excès.

Avez-vous vraiment besoin d'acheter tout ce que votre ordinateur vous réclame ? Etes vous vraiment en état de décider de passer la nuit sur votre clavier sans égard pour votre travail du lendemain ? Assurez vous que vous êtes en plein contrôle de votre esprit et capable de réfléchir avec nuances avant de prendre des décisions qui influenceront l'ensemble de votre vie. Il emporte donc de se demander à l'occasion :
- est-ce que mes besoins sont satisfaits ?

- est-ce que mon comportement est excessif ?

- suis-je en train de mettre en péril des projets et des relations qui étaient importantes pour moi ?

- est-ce que je suis en contrôle ?

- est-ce que j'ai vraiment le choix ?

Avez-vous l'impression que votre ordinateur vous aide à vivre pleinement ? Vivre pleinement, c'est profiter pleinement de la vie amènera son lot de plaisirs ainsi que ses occasions de nous développer des habiletés intellectuelles telles que la capacités de raisonner, de résoudre des problèmes, d'apprendre à apprendre et de créer. Elle peut aussi devenir un instrument d'aliénation qui vous éloigne de vous-même, de la continuité de votre vie et de ceux que vous aimez.

Pas de panique. Ne mettez pas votre ordinateur à la poubelle. Faites-en votre alliés. Mettez-le à sa place dans votre vie. Vous n'êtes pas obligé de lui sacrifier l'ensemble de vos besoins et de intérêts personnels. La maîtrise de l'ordinateur n'est pas qu'un défi technique. Il comporte également un défi psychologique. En plus d'apprendre son fonctionnement, vous aurez à développer votre capacité de l'utiliser avec efficacité dans le contexte globale de votre vie. Bien vivre avec un ordinateur, cela demande d'équilibrer sa vie en évitant l'excès et la rigidité.

Il n'y a pas de limite aux informations auxquelles vous avez maintenant accès grâce au réseau internet. Parmi toutes les informations disponibles, il vous reviendra finalement de choisir celle qui correspond à vos valeurs et à votre propre projet de vie. Personne ne peut le faire à votre place.

L'ordinateur peut être une source de frustration. Vous souffriez de la distance entre vos attentes et la réalité. Maintenez donc des attentes réalistes. Vous ne serez peut-être pas un virtuose du clavier ou un chef d'orchestre de l'informatique instantanément et sans effort. Si vous avez d'autres priorités, vous ne le serez peut-être jamais. Et cela peut être très bien ainsi. Visez l'accessible. Vous aurez plus de succès et moins de frustrations. Il sera ainsi plus facile de vous faire un plan réaliste vers une amélioration de votre qualité de vie.

Clarifiez vos priorités. Vous êtes sollicité par un ensemble de rôles. Tenez compte du fait que vos priorités pourraient évoluer avec le temps. Il est donc nécessaire parfois de faire le point. Certainement personnes en viennent à croire que leur ordinateur leur suffit. Ils considèrent que les échanges qu'ils ont à travers les CHAT et les échanges de courriers électroniques suffisent à satisfaire leurs besoins. Est-ce possible ? Jetons un bref regard sur les raisons qui nous amènent à vouloir fréquenter des êtres humains en chair et en os.

Le cyberespace est- trompeur. Je pense à ce web master de mes connaissance qui communique d'égal à égal avec ses confrères en omettant de mentionner... qu'il a 15 ans. Plusieurs jeunes de son âge sont les égaux ou les supérieurs des adultes lorsqu'il s'agit de programmation ou d'utilisation des logiciels. Il est plus dérangeant qu'ils se comportent comme tel lorsqu'il est question d'investissements financiers ou de relations affectives. Je pense également à ma surprise lorsqu'un échange de courrier électronique m'a permis de découvrir qu'un site d'apparence féministe était crée par... un homme.

Le face à face nous permet d'avoir un contact plus vrai. C'est tout un défi que de crée des liens sains et durables. Aucun média ne peut créer l'intimité immédiate. Aucun média ne peut éliminer complètement la complexité du phénomène de la communication. Nous sommes des êtres complexes. Organiser notre pensée est complexe. Transmettre un message compris par autrui est complexe. Nos émotions, nos motivations et nos attentes sont complexes. Rien ne nous enlèvera le fardeau de d'organiser notre pensée, de nous comprendre nous-mêmes, de créer des liens avec des personnes significatives avec qui cela aura un sens de communiquer l'ensemble de ce que l'on vit.

Malgré toute notre bonne volonté, nous constatons régulièrement que le résultat de nos actions n'est pas conforme à nos intentions. Notre interlocuteur a des points sensibles que nous ignorions. Il faut réparer l'impact de geste que nous croyions anodins. Nos paroles sont parfois mal interprétées. Malgré ces difficultés, nous persévérons dans nos efforts parce que nous avons besoin les uns des autres. La présence d'autrui peut en effet nous permettre de satisfaire toutes sortes de besoins. Voyons des exemples de l'utilité de nos relations. L'autre peut m'aider à comprendre et régler les problèmes. Il m'apporte :

- de l'aide pour approfondir, comprendre la nature des problèmes et à explorer les solutions possibles
- du support pour dédramatiser les problèmes et réagir avec moins d'intensité.
- Un point de vue différente sur un comportement, donc une évaluation extérieure de ce que je fais.

- De l'information et des directives.
- Un accompagnement dans certaines démarches.
- Une aide concrète pour exécuter des tâches précises.

Nos relations peuvent aussi se situer au niveau de l'amour et de l'amitié. il me permet :

- de partager mes émotions avec quelqu'un que j'apprécie.
- D'avoir quelqu'un près de moi.
- De sentir que l'on s'occupe de moi et que je peux m'occuper de lui.
- De me savoir aimable et important pour quelqu'un.
- De vivre des expériences positives et régulières.
- De pouvoir compter sur lui au besoin.
- De recevoir des conseils pertinents.
- De croire que quelqu'un sait me donner ce dont j'ai besoin
- De pouvoir compter sur son aide si je la lui demande.
- D'être rassuré parce que qu'il est disponible. De parler avec quelqu'une qui m'écoute.
- D'être apaisé par sa présence.
- D'être réconforté, touché ou enlacé par quelqu'un.

Pensons également à notre santé. Avec l'autre :

- j'ai des émotions agréables qui ont des effets positifs sur ma santé.
- Je développe des comportements plus positifs pour ma santé (moins boire d'alcool, ne pas fumer).

N'oublions pas les loisirs et les services. L'autre :

- me fournit des occasions de socialisation à travers des activités agréables.
- Me donne l'occasion de me sentir utile pour guider ou supporter quelqu'un d'autre.

L'autre me permet également d'avoir accès au sentiment d'appartenance :

- j'ai la sensation d'être intégré à la communauté.

- Je participe aux organisations de la communauté et je rentre en contact avec des amis.
- Je m'intègre à des organismes qui partagent mes croyances.
- J'ai des échanges réguliers.

Pouvez-vous satisfait tout ces besoins à travers votre ordinateur ? J'en doute. Je crois toutefois que l'ordinateur est un outil formidable qui permet de communiquer avec bien des gens. N'est-ce pas lui qui me permet de m'adresser à vous présentement ?

Bien que la relation avec autrui soit essentielle, elle ne nécessite pas qu'une seule personne satisfasse tous nos besoins ! Il ne s'agit donc pas de se lier avec une seule personne, mais d'établir un réseau de relations qui nous permettra de satisfaire différents besoins. Dans le même ordre d'idée, diversifiez vos sujets de conversation, vie affective tourne exclusivement autour de votre écran. Je vous entourage à utiliser votre ordinateur comme un instrument de plus pour enrichir votre existence et rendre votre vraie vie plus agréable à vivre.

37 secrets pour réussir dans la vie

1- Donnez un sens à votre vie : si vous avez un but, si vous marchez toujours dans la même direction, vous aurez une raison d'être et cela vous rendra heureux.
2- Etablissez vos priorités : le temps vous manque et vous n'en aurez pas assez pour faire tout ce dont vous rêvez. En connaissant vos priorités, vous éviterez de gaspiller votre temps et l'investirez dans ce qui vous importe le plus.
3- Ne cessez jamais d'apprendre : découvrir et apprendre sont les secrets de la jeunesse éternelle.

4- Cherchez en vous ce qui vous rend heureux, et faites tout pour l'obtenir. Une fois trouvé, aucune concession ne devrait vous empêcher d'atteindre ce but.

5- Pour aimer et vous faire aimer, aimez-vous vous-même !

6- Ne vous limitez pas dans vos compte tenus : c'est vous-même qui avez fixé ces limites. Voir plus loin que celles-ci suffit à vous rendre capable de faire mieux.

7- N'ayez pas peur de vous fixer des objectifs ambitieux : même si vous ne les atteignez pas, vous dépasserez tout de même vos objectifs plus modestes.

8- N'ayez pas peur de l'échec : l'échec n'est pas une situation définitive, à moins que vous ne le voulez.

9- Arrêtez de vous faire du souci : 99% de vos soucis ne se réalisent jamais ! Rendez vous compte du temps que vous pourriez gagner.

10- Tout est relatif : votre bonheur de vivre dépend de la manière dont vous percevez votre vis. Si vous avez décidé que votre situation est désastreuse, elle sera vue comme telle. Si vous considérez qu'il y a pire, tout s'arrangera bien vite. Ne faites pas une montagne pour ce qui n'est pas nécessaire. Restez cool, relax, cela ne sert à rien de se tracasser.

11- Ne regrettez jamais le passé : ce qui est fait est fait. Mais votre avenir, lui, peut changer. Regardez de l'avant !

12- Evitez des difficultés inutiles : si vous rencontrez un obstacle, ne vous fatiguez pas à vouloir passé à travers. Contournez-le ! Il existe une infinité de façons de parvenir à vos fins.

13- Evitez la contrainte : avant de poser un acte, réfléchissez à ses conséquences. Faîtes bien attention à ce qu'il ne vous contraigne pas dans vos réelles priorités.
14- Vous êtes libre de vos choix : Si une situation ne vous plaît pas, vous pouvez toujours la changer. C'est vous et personne d'autre qui décide.
15- Profitez de l'instant présent : goûtez chaque seconde qui passe de votre vie. Vos meilleurs souvenirs ne sont pas forcément vos meilleurs moments, mais ceux que vous vivez intensément.
16- Faîtes des pauses de temps en temps : fixez-vous des buts, mais n'attendez pas de les atteindre pour profiter de la vie. Prenez le temps de considérer tout ce que vous avez déjà accompli. Ressourcez-vous : stoppez vos pensées qui vont dans tous les sens. Mettez vous dans un coin tranquille, prenez quelques bonnes bouffées d'air frais, mettez tous vos sens en éveil et profitez. Vous êtes calme et détendu, vous êtes simplement heureux de vivre.
17- Pratiquez la relaxation et la méditation ; c'est un remède efficace contre le stress, qui est un facteur d'accélération du vieillissement, 20 minutes de relaxation profonde équivalent à quelques heures de sommeil.
18- Voyez toujours le bon côté des choses et votre vie changera pour le meilleur. Il y a toujours deux façons de voir les choses, mais une seule vous fera réussir.
19- Soyez toujours intéressé et à l'écoute des autres, et les autres vous le rendront au centuple.
20- Ne sous-estimez jamais la puissance de vos pensées : celles-ci façonnent votre caractère, et

attirent des circonstances correspondantes dans votre vie.

21- Cultiver des bonnes pensées en permanence vous fera évoluer sans effort : les pensées transparaissent sur votre visage et se traduisent dans votre comportement. Souvent, le seul fait de cultiver des bonnes pensées peut suffire à attirer des évènements correspondants.

22- Evitez les gens ou les sujets qui peuvent vous nuire : ainsi, vous ne subirez plus de critiques infondées à votre égard, qui restreignent vos idées et vous freinent dans votre évolution personnelle.

23- Entourez-vous de personnes qui en savent toujours plus que vous : Vous allez ainsi être tiré vers le haut et progresserez à pas de géant. Bien loin d'avoir compris les bienfaits de cette attitude, beaucoup de gens stagnent car elles aiment cultiver leur supériorité en compagnie de personnes qui leur sont inférieures.

24- Intéressez-vous au développement personnel, le meilleur des investissements est celui dans vous-même. La plupart d'entre nous n'utilisent que 10% de leurs capacités. Ne voulez-vous pas savoir comment exploiter les 90% qui sommeillent en vous ? La découverte de soi est un projet passionnant dont on n'a jamais fini d'apprendre.

25- Apprenez à remercier : remerciez DIEU, remercier la vie, bref tout ce que vous possédez et tout ce que vous entoure. Adopter un réel état de profonde gratitude par rapport à une chose vous permet d'en prendre conscience et de mieux en profiter. Si vous désirez une chose intensément, remerciez comme si vous l'aviez déjà. Cela vous mettra dans un état de disponibilité tel que vous allez naturellement et attirer cette chose à vous.

26- Soyez généreux : Ne gardez pas ce que vous avez ou servez pour vous. En donnant, vous recevrez bien plus en retour.

27- Libérez-vous de vos préjugés : les préjugés vous limitent dans vos pensées et par conséquent dans vos actions. Vous vous fermez ainsi à une multitude d'opportunités. Les idées préconçues sont un véritable fléau contre le progrès. N'acceptez pas une vérité toute faite sans l'avoir d'abord vérifier par vous-même.

28- Vous n'êtes pas obligé de faire comme tout le monde : agir différemment des autres n'est pas une tarc, au contraire, cela prouve que vous avez de la personnalité.

29- N'essayez pas d'être<<normal>> : il n'y a pas de norme. Vous comparez aux autres est comme si vous vouliez comparer une pomme avec une poire.

30- Ne vous souciez pas du regard des autres : soyez vous même. Vous êtes unique, votre différence fait votre force. Cultivez-là !

31- Soyez influent mais pas influençable : apprenez par vos propres expériences. Vous seuls savez ce qui est bon pour vous. En agissant de la sorte, non seulement vous ne dépendes pas de l'opinion des autres, mais vous ne dépendez pas de l'opinion des autres, mais vous agissez aussi en leader. Vous développez ainsi une influence et ce sont les autres qui vous suivrez.

32- Complimenter vous grandit : n'ayez pas peur de reconnaître le positif en l'autre. Les personnes qui ne savent pas reconnaître une qualité chez l'autre, ont en fait peur de le faire. La raison est qu'elles ont inconsciemment besoin de se prouver qu'elles possèdent aussi des qualités. Au contraire, une personne sûre d'elle n'hésite pas à complimenter et à féliciter un autre quand le travail est bien fait.

33- Evitez les relations superficielles : passez plus de temps avec ceux qui vous sont cher.

34- Soyez tourné vers le monde et le monde viendra à vous : si vous vous fermez comme une huître, personne ne viendra vous parler. Comment voulez vous obtenir ce que vous voulez si personne ne le sait. Souvent, il suffit juste de demander. C'est à vous de faire le premier pas.

35- Soyez ouvert aux nouvelles rencontres : chaque rencontre peut devenir un véritable ami, un nouveau partenaire professionnel, voir même quelqu'un qui peut vous aider à réaliser vos rêves.

36- Rendez service gratuitement et les autres vous aideront à leur tour.

37- Ne parlez jamais de vous à moins que l'on vous le demande : parler de soi ennuie. Posez des questions sur l'autre et il s'intéressera de lui-même à ce que vous faîtes.